徐永萍　主编

Safe
Pregnancy

安全孕育

等待宝宝降生的日子

山东大学出版社

图书在版编目(CIP)数据

安全孕育:等待宝宝降生的日子/徐永萍主编.
—济南:山东大学出版社,2013.10
ISBN 978-7-5607-4920-4

Ⅰ.①安…

Ⅱ.①徐…

Ⅲ.①妊娠期－妇幼保健－基本知识

Ⅳ.①R715.3

中国版本图书馆 CIP 数据核字(2013)第 237628 号

策划编辑:姜 明 徐 翔
责任编辑:徐 翔
封面设计:张 荔
插 图:张 蕾

出版发行 山东大学出版社
　　社　　址　山东省济南市山大南路 20 号
　　邮　　编　250100
　　电　　话　市场部(0531)88364466
经　　销 山东省新华书店
印　　刷 山东旅科印务有限公司
规　　格 700 毫米×1000 毫米　1/16
　　　　　14 印张　220 千字
版　　次 2013 年 10 月第 1 版
印　　次 2013 年 10 月第 1 次印刷
定　　价 28.00 元

《安全孕育——等待宝宝降生的日子》编委会

主　编　徐永萍

副主编　邱健青　段淑红

编　委　（按姓氏首字母排序）

　　　　高晓林　洪凡真　蒋　宝　李　苏

　　　　刘延红　亓向群　孙文娟　张桂华

　　　　张　蕾　周　慧

秘　书　张　蕾

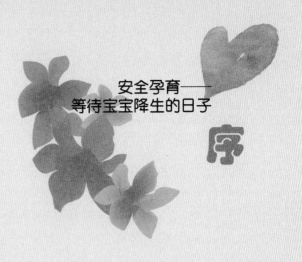

安全孕育——
等待宝宝降生的日子

序

　　生儿育女是一个家庭的重要任务。如何安全地孕育一个健康、聪明、可爱的小宝宝是每对新婚夫妇面临的最大问题。本书就是献给未来爸爸妈妈们的孕产保健科普书籍。它试图以问答的形式，用通俗易懂的语言和精美的图示解答这些准爸爸妈妈的种种疑虑和遇到的各种问题，消除他们特别是准妈妈们在这一特殊时期所出现的焦虑、彷徨、恐惧、痛苦等心理，指导她们用科学的知识、乐观的情绪战胜困难，使这些准妈妈们"痛并快乐着"，在希望和决心中等待着期盼已久的喜悦的到来和情感的释放。

　　该书概括了孕前、孕期、分娩期与产褥期等方面的内容。其知识点有：备孕常识、孕前保健、孕前日常生活；有关受孕、胎儿的发生、发育、成熟到出生的一系列生理知识；孕期检查的重要性和程序；孕期保健常识，异常情况的发现及处理；分娩前的准备；分娩方式的选择；小宝宝如何渡过新生儿期；母亲的产后康复；等等。书中还设有"宝宝，爸爸妈妈想对你说""宝宝，原来你是这样的"等栏目，让父母随时记录下孕育过程中点点滴滴的心理感受和胎宝宝的变化。

本书的作者们都是具有硕士、博士学位的妇产科临床医师，有着深厚的学术知识和丰富的临床经验，而且他们都是有过亲身经历的妈妈们，有那种亲历的感性体验，她们最知道孕产妇的需求与难言之处。作者这种双重身份，使她们有能力写出一本实用的、科学的并富有感情的孕产保健书，献给未来的妈妈们。

　　当今社会是一个信息爆炸的社会，网络、电视、各种多媒体为人们提供了大量丰富、即时的信息，但这些信息也难免鱼龙混杂。由妇产科医师们提供的这样一本书，不但具有权威性，而且还可以放在床头、手袋内，睡前、乘车、闲暇时，信手拈来，随时为准妈妈们答疑解惑。另外，它不需要电子设备，避免了因过多接受射线对母亲和胎儿造成的损伤。

　　期望这本书能够陪伴准爸爸妈妈们走过孕育孩子的过程，同时记录下宝宝成长的轨迹，等孩子长大以后，把它作为送给孩子的第一份人生礼物，永远珍藏。

2013 年 10 月 8 日

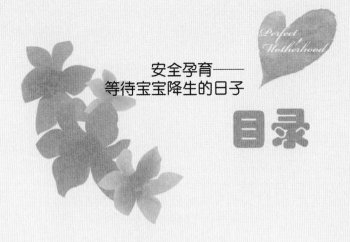

安全孕育——
等待宝宝降生的日子

目录

Part 1　备孕常识

Part 2 孕前保健

Part 3 孕前日常生活与营养

Part 6　孕期检查

Part 8 孕期的异常情况及处理

Part 11　关于分娩方式

Part 13 产后康复与保健

Part 14 产后常见的异常情况及处理

Part 1

备孕常识

宝宝，爸爸妈妈想对你说：

- -

- -

- -

- -

- -

- -

- -

- -

- -

- -

- -

1. 受孕的基本要素是什么

 成功受孕要有优质的精子和卵子、恰当的性生活时间、发育良好功能完备的生殖器官,这样精卵才能在合适的时间相遇,完成受精过程。

精卵的结合形成一个含有双亲遗传信息的全新细胞——受精卵。这也意味着一个新生命的开始。为了这个新的生命,精子和卵子都经历了漫长的、艰辛的、充满竞争的过程。

当受精卵形成后,这个细胞便进入了生命周期。靠着遗传信息的指令,它很快生长、分裂,一个变成两个、两个变四个、四个变八个……形成卵裂球。在此期间,受到多种因素的推动,卵裂球逐步向子宫腔移动,之后在宫腔内,它找到了温暖、舒适、富于营养的滋生地——子宫蜕膜,在此生根、发芽,慢慢长成一个小人儿——我们的小宝宝。

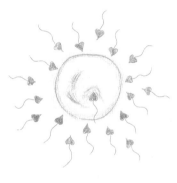

 2. 卵子是怎样产生的

 卵子是女性的生殖细胞。早在妈妈肚子里时,也就是怀孕3个月左右,女性胎儿的卵细胞已经生成,但这时都处于无功能的原始状态。女婴出生时,大约有 200 万个卵细胞,之后逐渐减少,到青春期时还有约 30 万个。受到青春期萌动的促性腺激素的影响,卵巢内每月有一批卵细胞发育。经过选择,一般只有一个优势卵泡发育成熟,可以受孕,其余则自行退化。

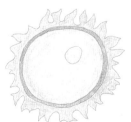

女性一生中只有 400～500 个卵子成熟并排

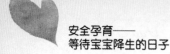
卵,只有这些卵子才有受精机会。卵子的形态放大来看特别像水母,它的直径虽然只有 1 毫米,但已经是人体中最大的细胞了。它承载着人类繁衍后代的重要功能。

3. 精子的质量怎样判断

通常,医生们用精子的活力来判断精子质量。所谓精子活力是指精液中呈快速前进运动精子所占的比例。目前国际通用的标准是将精子的活动能力分为四级。A 级,快速向前运动;B 级,慢速向前运动;C 级,非向前运动;D 级,不动。

正常成年男性每次射精量约 3 毫升,精子数量大于 $20×10^9$/升,A 级精子比率大于 25%,或 A＋B 级大于 50%。若精液检查达不到以上标准,被称为"弱精症"。当然,弱精症在程度上也有轻重之分。严重患者全部精子均无活力,为"死精症"。先天发育异常及后天疾病、损伤等因素可导致"无精症"。

4. 哪些因素影响精子质量

精子的质量事关男性的生育能力。目前的研究资料证实,由男性因素所导致的不孕占不孕夫妇的 1/4 多。

对于一个先天发育正常的男性而言,影响精子质量的常见原因有:①外伤或疾病,如腮腺炎并发睾丸炎。②过热、射线及有毒环境。③慢性病如肝肾功能不全。④长期精神紧张、吸烟、酗酒。⑤身体免疫及内分泌功能异常。

由此可见,准备生育的先生们要尽量远离有害环境,保持良好的精神状态,注意劳逸结合,健康科学饮食,才能孕育健康的下一代。

5. 宝宝的宫殿——子宫是什么样的

 子宫是孕育宝宝的场所,它为宝宝提供温暖、舒适的住所,安全、丰富的营养。在没有宝宝进驻的时候,它只相当于准妈妈的拳头那么大,像一个倒置的梨一样位于盆腔中央。子宫的壁很厚,而宫腔只能盛5毫升的液体。真正为宝宝提供营养的是它的内膜。受到卵巢分泌激素的影响,子宫内膜几乎每月都要更新,它不断增厚、变松软、富于营养,就像肥沃的土地一样,更适于小胚胎在这里生根发芽。并且,随着宝宝在里面逐渐长大,子宫表现出惊人的伸展性。到怀孕足月时,它的重量增加了约200倍,容积增加了上千倍,以至于孕妈妈看起来大腹便便,变得很笨重。

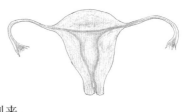

但是,如果没有受精卵的形成,子宫内膜就会脱落,形成月经;下个月子宫内膜重新生长,以等待新生命的到来。

 6. 什么是优生

 "优生"一词由来已久。简单地讲,就是生一个健康"优秀"的孩子。但要真正做到优生并不容易。它包含父母双方良好的遗传基因及生活工作环境、充分的孕前准备、健康的怀孕和分娩过程,因此,优生是男女双方共同的责任。

对于医学来讲,优生实际上是指如何利用现有的技术手段避免有缺陷后代的出生。

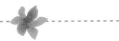

7. 什么是优生咨询

　　"优生咨询"是指准备生育的夫妇或其亲属向专业医生咨询如何生育一个健康宝宝的过程。医生会根据所掌握的科学知识对夫妇提供一系列的生活、就医指导,特别是对一些生育相关疾病的病因、遗传方式、诊断和防治方法及再发风险等进行评估和解答,以使咨询者了解更多优生知识,采取一系列措施,避免不利因素对生育的影响。

 8. 哪些情况必须进行优生咨询

　　一些有特殊情况的夫妇必须进行优生咨询,如:①夫妇双方或其家庭成员中患有遗传病或先天畸形。②生育过异常孩子的夫妇。③有不明原因反复流产或其他异常生育过程者。④怀孕前后接触过某些不良环境或患有慢性疾病者。⑤在常规检查中发现可疑异常者。⑥多年不育夫妇和 35 岁以上高龄孕妇。⑦其他如近亲婚配者。

Q **9. 丈夫的生活习惯对优生有影响吗**

A　　传统的观念认为:优生的责任主要在女方,殊不知对优生来讲丈夫和妻子同样重要。尤其在社会环境中,男性更容易产生不良嗜好及受不良环境的影响。那么,对准备生育的丈夫来讲应尽量避免哪些不利因素呢?①避免吃对生育有害的食物如棉籽油。②避免对精子不利的高温环境,如桑拿、热水澡及在不透气的椅子上久坐等。③避免过多烟酒。④避免体力透支。尤其对现在的年轻丈夫来讲,长时间上网、熬夜都会对精子产生不利影响。

10. 夫妇双方的体质对优生有什么影响

 　　对绝大多数健康夫妇来讲,能否生一个健康、聪明的宝宝取决于健康的心理、充沛的体力及良好的情绪。因此,夫妇从计划怀孕开始,除了平衡营养外,还应定期锻炼身体,增强体质,避免感冒等疾病的侵扰。

11. 月经不调影响怀孕吗

 　　在女性看似习以为常的月经实际上蕴含着复杂的生理调节过程。它依赖于女性大脑皮层—下丘脑—垂体—卵巢这个生殖内分泌轴的相互调节。一般来讲,一次月经意味着有一个卵子成熟并具备受孕能力。然而,由于各种因素的影响,这个卵子在特定的时间内没有遇到精子,也就自行退化吸收了。与此同时,机体为受孕所准备的各种条件没有了用武之地,尤其是准备接受胚胎种植的子宫内膜,也因失去了有力的激素支持而脱落了,这就形成了月经。

　　正常女性的月经周期,即两次月经第 1 日的间隔时间为 21～35 天,平均 28 天;经期为 2～8 天,平均 4～6 天。

　　当月经周期紊乱时,就意味着体内排卵调节功能紊乱,就有可能影响生育。当有月经异常的女性准备怀孕时,应向医生咨询,做必要的检查和治疗,并指导怀孕。

12. 如何计算你的排卵期

 　　大家知道,只有在女性排卵期前后特定时间内同房才能怀孕。那么,对于没有特殊检查手段的夫妇来讲如何把握这一时机呢? 当然有

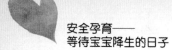
一些简单的方法。可归纳如下：①月经周期正常者(28天)，一般在两次月经中间。②月经周期后延但仍有规律者，一般在下次月经来潮前14天。③月经周期完全无规律者，可通过观察自己白带情况的变化来大致判断。在排卵前白带会变得稀薄而透明，犹如蛋清；感觉敏感的女性还会感到轻微腹痛。④求助于现代的技术手段如排卵试纸。⑤基础体温测定。⑥找专业医生做检查如B超检查。

把握住排卵时间不但有助于受孕，还有助于指导避孕。

 13. 什么时间怀孕最好

如果从季节考虑，对于我国北方而言以7～8月份为最佳怀孕季节。经过了3个月的早孕反应期后，孕妇食欲大开。此时，宝宝也需要充足的营养来适应快速的生长发育。而这时正值秋季，蔬果丰富新鲜；随着孕期增加，准妈妈的代谢更旺盛、怕热，同时体形也变得臃肿，而冬季是这种身体状态的最好时节；等到足月分娩时就到了来年的4～5月，气候宜人，有利于产妇保养；等到孩子出满月时，天气渐暖，有利于带小宝宝进行户外活动，且母婴常晒太阳不易缺钙；而当冬季再来，伤风感冒增多时，宝宝已经有较强的抵抗力了。

 14. 生活、工作环境对怀孕有什么影响

外界环境中，各种放射线、高温、噪声、震动等物理因素，接触汞、铅、砷、甲醛等化学物质，都对优生有很大的影响。特别是现在各行各业都离不开的电脑，最好在准备怀孕期间减少接触；至少能在工作期间间隔地离开一会儿，避免长时间连续接触。

在生活环境中，新装修房屋中的甲醛及石材中的各种射线，家庭宠物所携带的寄生虫、细菌和病毒等,也会对生育有影响。

所以,计划怀孕的夫妇除了营造良好的身心氛围、健康的体魄,还应尽量避免不利环境的影响。

当然,人类在长期与自然的搏斗中也获得了很多自身保护能力,所以我们的胚胎不像看起来那么娇弱,偶尔接触一点有害因素是不会受到影响的。

 15. 如何让夫妻性生活更有利于怀孕

夫妻性生活质量显然会影响受精卵的质量。和睦的家庭气氛、融洽的夫妻感情、温馨的居室环境等都有利于夫妻性生活的和谐,从而容易达到性高潮。在性高潮期间的女性生殖器官会产生一系列变化,迎合精子的需要,更适于精子的游动和获得能量。

性生活的频度也与优生有关,一般以每周 2～3 次为宜。过多易致疲劳肾虚;过少则精子老化,活力下降,也影响受孕能力。

 16. 哪些情况不宜怀孕

夫妻在选择怀孕时间时应注意以下几点:①避免在情绪剧烈波动时如大喜、大悲、受到惊吓后怀孕。②避免在患病时怀孕。③避免在刚停用避孕药时怀孕。一般应在停药 3 个月以上考虑怀孕。④避免在生殖器官刚受到损伤后怀孕。在刮宫或流产、早产及足月分娩后,最好避孕半年再怀孕。⑤避免在接触有毒、有害物质及环境后怀孕,如农药、放射性物质等。⑥避免在身体过度疲劳及大量烟酒后怀孕。⑦最好避开极端天气怀孕。雷电等不仅宜使人受到惊吓,而且会产生很多射线,对生育不利。

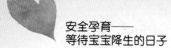
 17. 取环当月怀孕怎么办

 我们所说的"环"是指宫内节育器,是一种长期避孕措施。主要的避孕原理是干扰孕卵着床。因此,或多或少会对子宫内膜产生一定的损害。研究证实,在取出节育器后修复这些损伤需要的时间约 3 个月,因此,最好在取环后 3 个月以上再考虑怀孕。

但若不小心在 3 个月内怀孕也不必惊慌。相对来讲,节育器对内膜的伤害较小,不会产生很大影响。若选择流产,对子宫和身体的伤害更大。

 18. 服用紧急避孕药后又发现怀孕怎么办

 紧急避孕药是激素类药物,剂量通常较大。药物通过抑制排卵和干扰子宫内膜的容受性而起到避孕作用。但由于各种原因,部分女性在服用了紧急避孕药后又发现怀孕了,非常纠结。

从现有的资料看,大部分研究认为该类药物对妊娠是有害的,也就是有可能导致胎儿畸形,所以服药后又发现怀孕者最好选择流产。但也有资料显示,药物影响并不显著。特别是对那些不容易怀孕的女性,可以考虑在严密监护下继续怀孕。

 19. 为什么会有双胞胎和多胞胎

 自然状态下人类多胞胎的发生率为 $1:89^{n-1}$,其中 n 代表一次怀孕的胎儿数,以双胞胎居多。不同地区、民族的双胞胎频率有差异。正如人们所看到的,有的双胞胎不仅性别、模样相同,就连基因也基本相同,这就是所谓的单卵双胎,它是由一个受精卵分化而成的两个胚胎;而有的双胞胎则与一般兄弟姐妹一样,即所谓的双卵双胎。

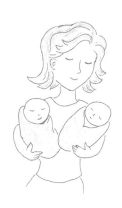

单卵双胎的发生原因尚不清楚。而双卵双胎则是由于女性同时排出两个卵子,又恰好同时受精,其发生与种族、遗传及年龄有关。孕妇年龄越大,受孕次数越多,其发生率越高。近年来,双胞胎的发生率增高与促排卵药物应用及助孕技术有关。

20. "酸儿辣女"有道理吗

民间有"酸儿辣女"一说。其实这种说法并无科学依据,生男生女实际是由受精时的精子决定的。众所周知,来源于母亲的卵子都含有 X 染色体,而来源于父亲的精子则含有 X、Y 两种类型。若含有 X 染色体的精子与卵子结合则形成女性胚胎;而含有 Y 染色体的精子与卵子结合就形成男性胚胎。

母亲在孕期的食物偏好会有变化,但那是受激素的影响,与胎儿性别并无明显关系。

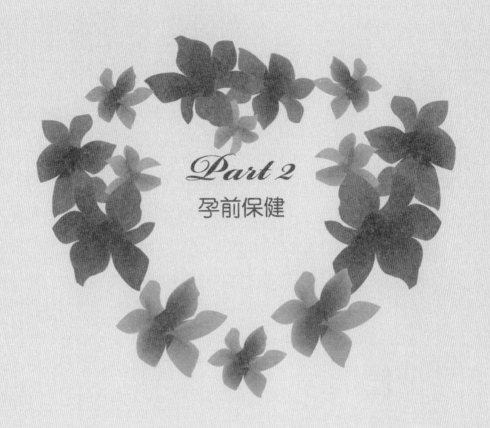

Part 2

孕前保健

宝宝，爸爸妈妈想对你说：

Q 1. 为什么要进行婚前检查

A 婚前检查是男女双方结婚登记前的健康检查。医生将询问双方的健康状况、患病史、家族史等,并对双方进行必要的体格检查,及早发现不利于生育的家族遗传病、生殖器发育异常和肿瘤等。通过以上检查,双方会了解自己是否具备结婚生育的基本条件;若有家族病史是否会影响后代等基本的优生知识。同时,医生还会为双方提供有关性生活、避孕、优生优育知识咨询,以尽量避免新婚期的尴尬及患遗传病儿的出生。

Q 2. 婚前检查主要针对哪些疾病

A 婚前检查主要针对:①严重遗传病,即由遗传因素致患者丧失部分或全部生活能力。严重遗传病的子代再发风险高。②指定传染病,即《中华人民共和国传染病防治法》中规定的艾滋病、淋病、梅毒及医学上认为影响结婚生育的其他传染病。③精神类疾病,包括精神分裂症、躁狂抑郁性精神病及其他重型精神病。④其他重要脏器疾病和影响生育的生殖器疾病。

Q 3. 新婚期如何避孕

A 初次有性生活时期(一般指结婚后 3 个月内),女方的生殖道较紧,双方又缺乏性生活经验,宜选用短效避孕药或男用避孕套;如在无准备情况下有性生活,可先用紧急避孕药,再接着用短效避孕药。度过新婚期后,可选用男用避孕套及女用避孕药膜等。

值得注意的是,安全期避孕是不可靠的,尤其是新婚时期,经常会有

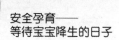

非排卵期排卵的情况；另外，在尚未生育前，不宜应用宫内节育器（环）和长效避孕药避孕，二者可能会给今后的生育带来麻烦。

Q 4. 准备怀孕前需要查体吗

A 当然需要。夫妇的身体状况会影响后代的健康。人群中有些看上去或自认为健康的人可能患有某些疾病，比如各种病毒或致病微生物的携带者、早期的宫颈病变等，都会为怀孕过程带来麻烦。建议准备怀孕的夫妇至少提前2～3个月到医院或保健部门检查。

Q 5. 孕前查体有哪些项目

A 孕前查体包括：①一般妇科检查，了解生殖道有无炎症、肿瘤等。②宫颈细胞学检查，以排除早期的宫颈病变。③病原微生物检查，如艾滋病病毒、乙肝病毒、梅毒螺旋体、风疹病毒及弓形虫等，这些微生物的存在会影响孕妇的健康和胎儿的发育。④甲状腺功能检查。⑤针对夫妇原有疾病的特殊检查。医生在了解病史后会建议进行相应检查，以评估患者是否适宜怀孕。

Q 6. 先天性疾病都能产前诊断吗

A 不能。这还是科学家们奋斗的目标。虽然其他自然科学已经很发达，但人类对于自身的生理和病理现象的认识还很有限。人类的遗传病和先天性疾病的种类很多,现在能做到产前诊断的只是有限的几种。不过,随着超声技术的发展,大多数伴有外形异常的先天性疾病能够得到诊断。受到孕龄、胎位、羊水等因素的影响,表现异常的诊断并不是百分之百准确。

Q 7. 遗传病的再发风险怎样计算

A 人类的遗传病大致可分为三类:①单基因病:包括常染色体显性和隐性遗传病、X连锁显性和隐性遗传病。②多基因病。③染色体病。不同方式的遗传病,有着不同的复发风险。医生会根据所掌握的知识来作出评估、给出建议。

值得注意的是多基因病。人类的很多疾病都是多基因病,如唇裂、腭裂、先天性心脏病、高血压、糖尿病、精神分裂症甚至癌症等成人常见病,都与多基因遗传有关。多基因病由遗传基础和环境因素共同决定易患性,遗传基础所起作用的大小称遗传度。由于影响因素众多,再发风险难以预测。

Q 8. 哪些夫妇最好不生育

A 以下各类夫妇最好不生育:①夫妇一方患有严重的常染色体显性遗传病,没有有效的治疗方法,子女再发风险大又不能进行产前诊断者,如强直性肌营养不良、先天性成骨不全等。②夫妇双方均患有严重的相同的常染色体隐性遗传病,子女再发风险极高,如白化病、遗传性耳聋等。③夫妇一方患有严重的多基因遗传病,如精神分裂症、躁狂抑郁性精神病、原发性癫痫等。

9. 染色体正常就说明遗传基因正常吗

　　染色体正常不能说明遗传基因就是正常的。正常人类染色体为 23 对(46 条),其中 22 对常染色体、1 对性染色体(XX 或 XY)。基因只不过是染色体上的一个功能单位。而人类到底有多少基因,科学家们至今未搞清楚。人类基因异常有时只是这个基因中的一个小小分子的变化。假如把一条染色体比作一列火车,基因就是火车的一个零件,而关键部位一个小螺丝的变化可能酿成大的灾难。因此,染色体看起来正常并不意味着基因正常。

 10. 有些病"传男不传女"是真的吗

　　这是真的。X 染色体连锁的隐性遗传病,其致病基因位于 X 染色体上。患病妻子与正常丈夫所生儿子一般都会患病,而女儿则为致病基因携带者。致病基因携带者妻子与正常丈夫所生儿子 50％患病,50％正常,女儿则 50％为携带者;患病丈夫与正常妻子的后代中,儿子均正常,女儿均为携带者。

　　可见,无论父亲或母亲患病,女儿都是致病基因携带者不发病,但却有可能遗传给下一代的儿子;而儿子要么患病,要么正常,没有遗传的可能性。

11. 女性在怀孕前后做了 X 线检查都要流产吗

　　部分夫妇未采取可靠的避孕措施而非预期怀孕,期间因各种原因接触 X 线,十分担心影响胎儿的发育。事实上,X 线的损害并没有想象的那么大。首先,一般医用诊断的射线量都很低。其次,要看照射的部位。如果是直接对盆腔的照射则影响大,而对其他部位的照射影响小。第三,要看照射时间,在胚胎发育的极早期(受精后 15 日内),即停经 30 天内,胚胎对外界有害因素的反应是"全"或"无"的,因为这一时期的胚胎只是一堆细胞,而且是多能干细胞,如果有害因素的作用强,则该胚胎死亡、流产,否则即正常发育。据估计,人类胚胎的淘汰率很高,可达 25% 左右。

因此,当怀孕女性遇到类似问题时,应向专业医生咨询,慎重选择流产。

 12. 准备怀孕期间生病用药了怎么办

对大多数健康女性而言,遇到最多的问题是感冒、发烧、牙痛及泌尿生殖道感染。简单讲,以上几种疾病都属于炎症。要判断炎症对怀孕的影响,一般有几个方面:一是发烧的程度和持续时间;二是用药的种类和剂量;三是生病与怀孕的时间关系。

动物实验证实:在胚胎发育期若母体高烧(高于 38.5℃)或接触高温、持续 24 小时以上时对胎儿有明确的致畸作用。而在人类这方面尚无确切数据。临床观察表明,短时间发烧,少量的用药对胎儿无害。

 13. 生病后不吃药就安全吗

常常有些女性因为害怕药物对胚胎的影响,在生病后坚持不吃药,这是错误的。殊不知,有些疾病本身如严重的病毒感冒、高烧等对胎儿的影响比少量的药物更大。科学的做法是:生病时及时就医,并告诉医生你正计划怀孕或有怀孕的可能,医生将根据你所提供的信息选择诊疗措施。

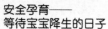

Q 14. 宫颈糜烂影响怀孕吗

A 近些年,"宫颈糜烂"一词被一些唯利是图的人滥用了。其实,宫颈糜烂只是宫颈的一种现象,大部分是由于女性体内雌激素的升高导致宫颈柱状上皮异位,是一种生理现象。只有当宫颈糜烂伴有局部充血红肿、分泌物(白带)增多,甚至呈脓性白带时,才是真正需要治疗的宫颈炎。当然,也有少数早期宫颈癌患者表现为宫颈糜烂。建议所有计划怀孕的女性做孕前查体,若患有宫颈炎,最好治愈后再怀孕;同时,宫颈细胞学检查也可以排除宫颈癌。

Q 15. 阴道炎会影响怀孕吗

A 严重的阴道炎常有阴道的充血、水肿,白带增多,对怀孕有一定影响,最好在治愈后再考虑怀孕;轻度的阴道炎并不影响怀孕。阴道炎患者一旦受孕,并不影响胎儿发育。只是,若炎症不能得到彻底治疗,可上行感染引起胎膜和宫腔的炎症,导致流产、早产、胎膜早破等病理情况。

Q 16. 患糖尿病的女性能怀孕吗

A 如果一个女性在怀孕前就被诊断为糖尿病,那么她的怀孕过程可能有较大的风险,建议患者孕前咨询专业医生。医生会根据患者的年龄、病程长短以及是否有并发症等对病情作出评估和分级,并根据情况给出可否妊娠的建议。

一般情况下,若血糖控制良好,没有严重并发症者可以怀孕;服用降糖药的患者应在孕前 3~6 个月停药,改用胰岛素控制血糖。降糖药物可能对胎儿有影响。

若怀孕前糖尿病患者伴有严重心血管疾病、高血压、肾功能减退及视网膜病变等,则为怀孕禁忌证。当然,随着糖尿病治疗的进展,一些过去认为不宜怀孕的重度患者今天可以选择怀孕,但孕程必须在内分泌、产科医生及营养师的监护指导下进行,以免发生严重并发症。

17. 高血压女性可以怀孕吗

在生育期女性患高血压者大致分为两类:一类是由身体其他疾病导致的高血压,如肾上腺肿瘤,该类患者肿瘤治愈后血压逐渐降为正常,可以怀孕。第二类是由慢性疾病所导致的难治性高血压和有家族遗传史的原发性高血压,该类患者在妊娠期间血压会进一步升高,影响重要器官的功能及胎儿发育,最好不要怀孕。

但是,若高血压程度不重,也可以在严密监护下完成怀孕分娩过程。

18. 患慢性肾脏疾病的女性可以怀孕吗

孕前已确诊慢性肾脏疾病的患者怀孕期间风险较大,计划怀孕前一定要咨询医生。在经过查体、测血压及相关肾功能检查后,医生会给出可否妊娠的建议。

一般血压低于 150/100mmHg、肾小球率过滤不低(大于等于 70mL/min)、血肌酐小于 132.6μmol/L(反映肾功能良好),可在严密监护下怀孕;但若病情严重,即使已经怀孕也应尽早终止妊娠。

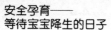

Q 19. 甲亢对怀孕有什么影响

A 通常情况下,轻度或病情控制良好的甲亢患者怀孕不会受到很大影响;但若病情较重或未得到有效控制的情况下怀孕则会有很多风险,如流产、早产、死胎、胎儿发育迟缓和低体重;母亲还容易发生子痫前期-子痫,到分娩时容易发生宫缩乏力和产褥感染。服用抗甲状腺药物还可以引起胎儿、新生儿的甲状腺肿、甲低甚至畸形等。

因此,患甲亢的孕妇最好在孕前治疗,等病情控制后再怀孕;若不能停药,那么,丙硫氧嘧啶(PTU)相对安全。

Q 20. 甲状腺功能低下的女性能怀孕吗

A 甲状腺功能减退俗称"甲减",临床表现为怕冷、乏力、腹胀等症状,由于这些症状缺少特异性,常被忽略诊断。而近年的研究表明,母亲患甲减会影响胎儿的智力发育,并且是导致婴儿脑瘫的重要因素。因此,孕前查体时不应忽略甲状腺功能检查。若发现甲低,要及时补充甲状腺素,维持甲状腺功能在正常范围。

Q 21. 乙肝"大小三阳"女性孕前应做什么检查

A "大小三阳"指的是乙肝病毒携带者。据统计,我国成年人乙肝病毒携带率高达10%,其中绝大多数不会发病。由于妊娠期间的代谢物增多,母亲肝脏的负担加重,所以,病毒携带者最好在孕前做相关检查,如病毒载量、肝功能等。若病毒载量高或肝功能异常,应先抗病毒治疗,病情好转并稳定后再怀孕。若病毒载量低、肝功能正常,就可以怀孕,孕期要定时监测肝功能变化。

Q 22. 怀孕前打疫苗安全吗

A 所谓疫苗,常常是减毒的活的病原体或病原体的部分物质,利用它的抗原性刺激机体产生免疫抗体,以预防该类病原体入侵时机体产生严重感染。可见,疫苗起作用的过程也是一种免疫反应过程,只不过是程度较轻而已。所以,最好不要在刚打完疫苗时怀孕。安全的时限是打完疫苗的 3 个月之后。

Part 3

孕前日常生活与营养

宝宝，爸爸妈妈想对你说：

1. 孕前营养重要吗

孕期是宝宝一生中生长、发育最快的时期,当然需要很多的营养物质,而这些养分都来自妈妈。丰富的营养,可使妈妈传递给宝宝的生长发育潜力得以充分的发挥。妈妈在怀孕前的营养状况,与新生儿的健康有着非常密切的关系。孕前营养状况良好,新生儿发育良好,健康活泼,围产期很少生病,甚至对孩子的智力都会产生良好的影响。若孕前营养储备不足,怀孕后又会因为妊娠反应、偏食等而缺乏营养,就会影响胎儿发育所需的营养供给,从而影响宝宝的健康发育。因此,妈妈为了确保宝宝的健康成长,必须确保子宫、胎盘、羊水及乳腺等方面的需要,从准备怀孕开始,就需要注重营养的均衡摄取,避免营养不足。

 2. 孕前饮食应注意哪些问题

孕前饮食应在遵循平衡膳食原则的基础上,结合受孕的生理特点。

首先,要养成良好的饮食习惯。吃东西要多样化,不偏食。强调营养并不意味着吃得越多越好,一味多食会造成孕妇肥胖、营养过剩、胎儿生长过度,会给分娩带来困难,易并发妊娠糖尿病、高血压等。

其次,加强孕前营养,注意合理饮食。要注意食物的选择,多选择天然绿色食品,避免食用被污染的食物。孕前 3 个月至半年,就要开始注意饮食调理,每天要摄入足够量的优质蛋白、维生素、矿物质、微量元素和适量脂肪。这些营养物有助于优质受孕,也是胎儿生长发育重要的物质基础。如钙、磷对胎儿骨骼及牙齿的形成和发育,铁对造血功能,锌、碘对胎儿的智力发育和预防畸形,都有直接关系。

3. 经常食用快餐对怀孕有影响吗

 快餐食品往往富含高脂肪、高胆固醇、高蛋白,同时还有很多的食品添加剂,分别起着增色、漂白、调节口味、防止氧化、延长保存期等多种作用。经常食用快餐食品容易导致孕妈妈营养失衡,更可怕的是可能危及到胎儿的健康发育,导致出生缺陷的发生,因此建议孕妇最好不吃或少吃快餐食品。

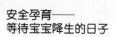 **4. 肥胖女性应如何安排孕前饮食**

孕前肥胖的准妈妈们大多缺乏良好的生活习惯,更应合理安排每日膳食,形成健康、科学的饮食习惯。在膳食营养素平衡的基础上减少每日摄入的总热量,减少多余脂肪形成。原则是低能量、低脂肪、适宜优质蛋白(如鱼、鸡蛋、豆制品、鸡肉、牛奶等)和糖类,以减少脂肪(如肥肉、内脏、蛋黄、坚果、植物油等)为主。定期做好每日主食、蔬菜和水果搭配得当的膳食表。少食多餐,每餐七八分饱即可,不可暴饮暴食,需细嚼慢咽延长进食时间。尽量挑选高纤维、低脂肪的食物,也可就餐前进食清淡的蔬菜汤增加饱腹感,减少食欲。

建议肥胖的准妈妈们最好在怀孕前进行减肥,从饮食及运动方面控制体重到正常 BMI 数值〔身体质量指数,即体重(kg)除以身高(m)的平方。以 BMI ＝22为基准,18.5～24 为标准体重〕。

 5. 孕前减肥有好处吗

 孕前肥胖的女性很容易导致妊娠期并发症,比如妊娠期糖尿病、妊娠期高血压疾病、静脉血管栓塞症、肾病等,分娩时易发生宫缩乏力导致难产,最终行剖宫产终止妊娠的概率明显增多。而且剖宫产过程中,易发生产后出血,手术时间延长,术后感染概率高。尤其对非常肥胖的人而言(BMI数值大于 40 以上),止痛性的麻醉药物对其呼吸抑制非常敏感,易发生麻醉意外。研究显示,孕前肥胖的女性比正常体重者更容易发生胎儿出生缺陷如神经管畸形、心脏畸形,也会提高胎儿发生巨大儿、出生后低血糖的风险,围产期胎儿死亡率显著增高。所以孕前减肥对肥胖女性来说是非常必要的。

6. 偏食对怀孕有影响吗

准备怀孕的准妈妈如果偏食,会使其体内营养物质失衡,不仅会影响成功受孕,其孕期也容易患贫血、骨质疏松、各种传染病等。若孕期妈妈营养不良、体质下降,容易发生流产、早产或死胎,胎儿容易发育不良或迟缓,胎儿出生后,对环境的适应力差,增加养育难度。有的胎儿因妈妈营养失衡,神经系统发育不完善,影响了将来的智力,成为家庭和社会的负担。因此,孕妇应综合膳食,搭配营养,以免营养失衡,不利于自身健康和胎儿的生长发育。

7. 苗条女性应怎样加强营养

科学证明,身材瘦小的女性,营养储备差,其体内激素易失衡,容易在怀孕早期流产,流产率比正常女性超出 72％!受孕前 3 个月,夫妇双方都要加强营养,以提供健康优良的精子和卵子,为优良胎儿的形成和孕育提供良好的物质基础。

苗条的准妈妈要养成良好的饮食习惯,注意均衡营养饮食,要多吃一些含动物蛋白质、矿物质和维生素丰富的食品,同时可适当增加脂肪(如肥肉、内脏、蛋黄、坚果、植物油等)的摄入,但不宜过多。

Q 8. 为什么要从孕前开始补充叶酸

A 叶酸是一种水溶性 B 族维生素,对人体多项新陈代谢过程都至关重要。孕妈妈对叶酸的需求量比正常人高 4 倍。在孕前和孕期都必须增加叶酸的补充,叶酸不足会影响胎儿 DNA 的合成,从而影响胎儿组织的发育和器官的发育生成,导致很多先天畸形,包括无脑畸形、脊柱裂、唇腭裂等。

除了胎儿生长发育外,母体的血容量,乳房、胎盘的发育使得叶酸的需要量大增。叶酸不足,孕妇易发生胎盘早剥、妊娠高血压综合征、巨幼红细胞性贫血,同时胎儿易发生宫内发育迟缓、早产和出生低体重,胎儿出生后的生长发育和智力发育都会受到影响。因此,准备怀孕的准妈妈们,应在怀孕前 3 个月就开始每天服用 400 微克的叶酸。

Q 9. 丈夫需要补充叶酸吗

A 准爸爸孕前补充叶酸对宝宝的优生优育也有重要意义。这是因为,当准爸爸体内缺乏叶酸时,男性精液的浓度会降低,减弱精子的活动能力,精子数量和质量的下降会使得准妈妈受孕困难。另外,叶酸在人体内还能与其他物质合成叶酸盐,它对于孕育优质胎儿也起着关键作用。如果男性体内的叶酸盐不足或缺乏,就可能增加染色体缺陷的概率,增大孩子长大后患严重疾病的危险性。所以准爸爸们也要注意补充叶酸。准爸爸可以在孕前 3 个月开始每日补充 400 微克的叶酸,使机体内的叶酸补充积累,以提高精子质量。

10. 哪些食物含叶酸较多

 富含叶酸的食物包括:

绿色蔬菜:莴苣、菠菜、西红柿、胡萝卜、青菜、龙须菜、花椰菜、油菜、小白菜、扁豆、豆荚、蘑菇等。

新鲜水果:橘子、草莓、樱桃、香蕉、柠檬、桃、李、杏、杨梅、海棠、酸枣、山楂、石榴、葡萄、猕猴桃、草莓、梨等。

动物食品:动物的肝脏、肾脏、禽肉及蛋类,如猪肝、鸡肉、牛肉、羊肉等。

豆类、坚果类食品:黄豆、豆制品、核桃、腰果、栗子、杏仁、松子等。

谷物类:大麦、米糠、小麦胚芽、糙米等。

 11. 怎样做饭能减少对叶酸的破坏

 由于叶酸具有水溶性,且对光线、热、空气都非常敏感,蔬菜中的叶酸会随着储存和烹调时间的延长而不断流失。新鲜蔬菜在室温下储藏2~3天其叶酸量会损失50%~70%。食物中50%~95%的叶酸在烹调时被破坏。所以人体真正能从食物中获得的叶酸并不多。因此,孕妈妈们要改变一些烹制习惯,蔬菜类食物必须用新鲜原料,并尽量简化烹调方式及减少烹调时间,尽可能减少叶酸流失,还要加强富含叶酸食物的摄入。

 12. 孕前要补充维生素吗

 维生素是人体必需的营养素,维生素的缺乏会妨碍孕育高质量的宝宝。维生素分两大类,一类是脂溶性的(包括维生素A、维生素D、维生素E、维生素K等),一类是水溶性的(有维生素B类,包括叶酸及维生素C)。维生素A可以维持正常视力和皮肤健康,能使精子的活动能力增强。维生素D可以促进钙的吸收,能提高男性生育能力。维生素E在孕早期有保胎防止流产的作用。维生素C可以保护细胞组织免受氧化损伤,增强免疫力,防止坏血病和牙龈出血;能减少精子受损的危险,提高精子的运动性。维生素B_1、B_2参与能量代谢;其他B族维生素在孕期还有减轻胃部不适、促进食欲、减少妊娠反应的作用。B族维生素与男性睾丸的健康有着直接而密切的关系。因此,在孕前3个月,准爸妈都需要通过蔬菜、水果、五谷和服用多种植物萃取复合营养片,正确补充维生素。

13. 维生素缺乏对怀孕有什么影响

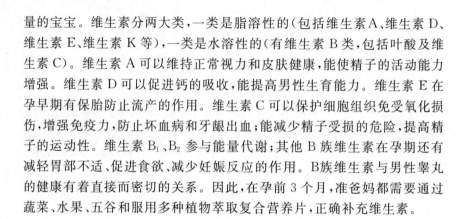

维生素缺乏对怀孕有如下影响:①维生素A缺乏易导致早产、胎儿宫内发育迟缓及婴儿低出生体重。②维生素D缺乏可导致母体和出生的子女钙代谢紊乱,包括新生儿低钙血症、手足搐搦、婴儿牙釉质发育不良以及母体骨质软化症。③维生素E缺乏易导致新生儿溶血。④维生素K缺乏易导致新生儿维生素K缺乏性出血症。⑤维生素B_1缺乏易导致新生儿维生素B_1缺乏症,也易导致孕妈妈胃肠道功能下降,进一步加重早孕反应,引起营养不良。⑥维生素B_2缺乏可使胎儿发育迟缓。⑦维生素B_6不足会加重早孕反应,补充维生素B_6也有利于预防妊高征。⑧叶酸缺乏易导致神经管畸形、出生低体重、胎盘早剥、孕妇巨细胞性贫血。

14. 孕前有必要补钙吗

这个答案是肯定的,每个孕妇都需要补钙。

胎儿发育需要钙。胎儿的心脏节律和血液凝结能力需要足够的钙才能正常发育。只有钙量充足,宝宝的骨骼和牙齿才能强壮,心脏、神经和肌肉才能健康。

胎儿会享用妈妈的钙。这是生命的本能,由于孕妈妈自己也同样需要钙,所以,当摄入的钙不够两个人用的话,孕妈妈本人的健康就会受到影响,可造成肌肉痉挛,引起小腿抽筋以及手足抽搐,还可导致孕妇骨质疏松,引起骨软化症。

孕妈妈光靠饮食中的钙是不够的,在孕期要补充钙剂。如果能从准备怀孕的时候就开始补钙是非常理想的,这时人体所需的钙大概为每天800毫克。除了从食物中摄取外,需要每天额外补充200～300毫克的钙剂。准妈妈补钙最迟不要超过怀孕20周时,因为这个阶段是胎儿骨骼形成,发育最旺盛的时期。

15. 含钙较多的食物有哪些

富含钙的食物有以下几类:①奶类及其制品:包括牛奶、酸奶、奶粉、奶酪等。②黄豆及其制品:如豆腐、豆腐干、腐竹等。③绿叶蔬菜:如青菜、油菜、芹菜、荠菜、雪里蕻、西兰花等。④海藻类:如海带、紫菜。⑤其他:如芝麻酱、虾皮等。

此外还要注意烹调方法,适量加醋,可以增加钙的溶出和吸收。只要我们在日常生活中合理选择、烹调食物,通过膳食让人获得足量的钙是完全可行的。

16. 什么叫有机钙、无机钙

无机钙,主要指以动物或鱼类鳞骨、珍珠、贝壳或碳酸钙矿石等为原料加工而成的钙产品。这类钙剂价廉,取料方便;最大的优点就是含钙量特别高,它的缺点是吸收需要胃酸的参与,所以胃肠道比较好的人,就可以选择无机钙,如碳酸钙、活性钙、氯化钙、醋酸钙、枸橼酸钙、苏糖酸钙、磷酸氢钙等。

有机钙,虽然含钙量较少,但溶解度好,在体内容易被吸收,它的优点是人吸收的相对好一些,因为它在溶解的过程中不需要胃酸的参与。主要包括柠檬酸钙、乳酸钙、葡萄糖酸钙等等。

17. 怎样保证不缺钙

我国成人日需要钙量为 800 毫克。一日三餐中的饮食,能提供 400～500 毫克的钙,如果加上牛奶、各种奶制品、豆制品等食物,一般能满足日需要钙量。孕妈妈每日平均需要 1200 毫克钙,需要以下三种补钙方式才能保证不缺钙:

方式一:饮食补钙:孕妈妈可以多吃富含钙的食物。但是在饮食补钙时要注意,炒菜时避免加入太多的盐,否则钙的吸收会大大降低。另外,含有大量草酸、植酸或脂肪酸的食物,如菠菜、油菜,也会影响膳食中钙的吸收。

方式二:晒太阳:阳光中的紫外线照射皮肤后,可促进维生素 D 的合成,增加钙在肠道的吸收。

方式三:服用钙制剂:因为孕妈妈在怀孕时消耗的钙量,远远高于普通人,饮食之外,要适当服用钙剂才能补足钙。

18. 铁有什么作用

铁是人体必需的微量元素,它在人体中的作用是非常重要的,在人体的各种生命活动中起到许多作用,具体来说它具有以下几种功能:①促进人体发育,其中包括促进大脑和身体各种机能的发育。②铁能增加人体对疾病的抵抗力。铁在人体内具有参与体温调节的功能,能通过调节体温最终达到增强人体抵抗力的作用。③铁在人体内能起到调节组织呼吸的作用,从而防止过度疲劳。④铁是构成血红素的重要元素,它对预防和治疗因缺铁而引起的贫血有良好的作用。

孕妈妈对于铁的需求量大大增加,以满足母体血量增加和胎儿自身造血及生长发育的需求。

 19. 孕期有必要补铁吗

 怀孕后,孕妈妈身体里的血液量会比平时增加将近50%,因此,需要补铁,以制造更多的血红蛋白。同时孕妇需要补铁来供应正在发育的宝宝和胎盘,特别是在孕中期和孕晚期。若孕妈妈发生缺铁性贫血,不仅容易在分娩时发生各种合并症,对胎儿的影响更大,例如导致胎儿宫内发育迟缓、低出生体重、早产、死产、新生儿死亡等。此外,还会影响到胎儿免疫系统的发育。

孕妈妈在整个妊娠期约需 1000 毫克铁(比非妊娠妇女增加 15%～20%),其中胎儿需铁 400～500 毫克,胎盘需铁 60～100 毫克,子宫需铁40～50 毫克,母体血红蛋白增多需铁 400～500 毫克,分娩失血需铁 100～200 毫克。中国营养学会对孕妈妈孕中期、晚期每天摄入铁的推荐量分别是 25 毫克和 35 毫克。孕妈妈要为自己和胎儿在宫内及产后的造血做好充分的铁储备,因此,在孕期补充一定剂量的铁剂很有必要。

 20. 哪些食物含铁高

 第一,瘦肉、家禽、动物肝及血(鸭血、猪血)、蛋类、贝类等食物含铁高。豆制品含铁量也较多,肠道的吸收率也较高,要注意摄取。主食中面食较大米含铁多,肠道吸收也比大米好。

第二,非肉类富含铁的食品,包括豆类、豆腐、葡萄干、红枣、西梅、无花果、杏、马铃薯(带皮的)、菜花、甜菜、叶类绿色蔬菜、全麦面包、红糖以及加强铁的麦片。

第三,水果和蔬菜不仅能够补铁,所含的维生素 C 还可以促进铁在肠道的吸收。因此,在吃富铁食物的同时,最好多吃一些水果和蔬菜,也有很好的补铁作用。孕妈妈最好鸡蛋和肉同时食用,提高鸡蛋中铁的利用率。或者鸡蛋和番茄同时食用,番茄中的维生素 C 可以提高铁的吸收率。

21. 怎样知道你的体内是否缺乏微量元素

缺乏微量元素的表现如下:①头发干燥、变细、易断、脱发:可能缺乏蛋白质、能量、脂肪酸、微量元素锌。要每日保证主食、优质蛋白质、必需脂肪酸、海产品的摄入量。②夜晚视力降低:可能缺乏维生素 A。应增加胡萝卜和猪肝等食物的摄入量。③舌炎、舌裂、舌水肿:可能缺乏 B 族维生素。主食应粗细搭配、荤素搭配。④嘴角干裂:可能缺乏核黄素和烟酸。核黄素在动物肝脏、鸡蛋黄、奶类等的含量较为丰富。⑤牙龈出血:可能缺乏维生素 C。每日应大量进食新鲜蔬菜和水果。⑥味觉减退:可能缺乏锌。要适量增加贝壳类食物。另外,每日确保 1 个鸡蛋,150 兑红肉和 50 克豆类也是补充微量元素锌所必需的。

22. 养宠物对怀孕有什么影响

几乎所有的哺乳动物和鸟类都能传染弓形虫。如果准妈妈在怀孕期间传染上弓形虫,对宝宝的影响非常恶劣,可引起流产、死胎或新生儿疾病,或者出生后有眼、脑、肝脏的病变和畸形,如视网膜炎、白内障、脑内钙化、脑积水、智力障碍、黄疸和肝脾肿大等。因此,孕前 3 个月及孕期应尽量避免养各种宠物。

 23. 抽烟对怀孕有影响吗

香烟在燃烧过程中产生多种对人体有害的物质,其中主要有尼古丁、一氧化碳、氢氰酸、煤焦油、吡啶、乙醛、丙烯醛、酚类、苯蒽等毒物。这些毒物对女性孕前、孕期都有严重的不良影响。抽烟妇女的受孕机会明显下降,如果夫妇双方都吸烟,则不孕的可能性比不吸烟的夫妇要高 5.3 倍。孕期尼古丁及一氧化碳会使胎盘的供血减少,胎儿宫内生长受限、早产、流产、先天性畸形(如唇裂、腭裂)的机会会明显增加;也会增加孕妈妈前置胎盘及胎盘早期剥离的概率。另外,怀孕中抽烟或是经常吸入二手烟的话,孩子将来也比较容易出现学习、行为障碍。所以,孕妈妈孕前至孕后都应远离香烟,并避免被动吸烟。

 24. 饮酒对怀孕有影响吗

胎儿期受到酒精影响是一个主要的、可以预防的引起出生缺陷和发育问题的因素。当妈妈饮酒时,酒精会通过血流经胎盘迅速进入宝宝的体内,结果宝宝血液里的酒精含量可能比妈妈血液中的酒精含量还要高。

喝酒对胎儿的影响最严重的是胎儿酒精综合征,其表现为胎儿发育不良、面部畸形以及中枢神经系统损伤等永久性伤害。中枢神经系统的损伤可能包括智力发育迟缓、体格发育滞后、视觉听觉不良以及各种行为问题。频繁饮酒或狂饮会大大增加宝宝患胎儿酒精综合征的概率。但少量饮酒(每周只喝一杯酒)的准妈妈的宝宝同样也可能患这种综合征。如果宝宝在子宫中接触了酒精,即使没有患上典型的胎儿酒精综合征,也有可能在出生时带有一些出生缺陷,或者在出生之后出现精神、身体或行为方面的问题。因此,孕前半年及孕期孕妈妈应远离酒精。

Q 25. 长期喝茶、咖啡对怀孕有什么影响

A 茶和咖啡都含有咖啡因成分,咖啡因会在一定程度上改变女性体内雌激素和孕激素的比例,从而间接抑制受精卵在子宫内的着床和发育,不利于受孕。同时咖啡因是一种兴奋剂,孕妇饮用过后会造成神经兴奋,变得多动,如果长期大量饮用,会直接导致出生的孩子患多动症的概率增加,严重的还会减慢胎盘的血液循环,对胎儿造成损害。对于现代已经养成了喝茶或咖啡习惯的都市白领来说,最好在准备怀孕和怀孕期间不喝或减少摄入量。

Q 26. 你对怀孕有心理准备吗

A 决定生孩子是人生中的一件大事,怀孕前先有一个周全的心理准备会给妊娠带来最好的开始。心理准备是容易被忽视的一件重要的孕前准备。凡是双方或一方受到较强的劣性精神刺激,都会影响精子或卵子的质量,即使受孕后也会因情绪的刺激而影响母体的激素分泌,影响胎儿生长发育,甚至流产。准妈妈要以一种平和、自然的心境迎接怀孕和分娩的到来,虽然身体将发生很大的变化,精神上和体力上也会有很大的消耗,会出现许多麻烦、不适和烦恼,但是心中会充满幸福、信心和自豪。

对于分娩的恐惧心理不仅危害母婴的生命安全,而且对于孕妇自己身体的恢复也会产生不利的影响。准爸爸要充分理解妻子,以宽容豁达的心态对待妻子的爱转移。准爸爸充分的心理准备可以帮助孕妈妈顺利度过孕期的每一阶段,并对未来孩子的生长发育奠定坚实的基础。

 27. 心理状态对怀孕有什么影响

当人处于良好的精神状态时,精力、体力、智力、性功能都最佳,精子、卵子的质量也高,此时受精,易于着床受孕,胎儿素质也好,有利于优生。

若孕妈妈因家庭、工作等原因精神过度紧张、悲伤、忧愁、恐惧、抑郁,其怀孕期间的情绪是消极的、不稳定的。这种消极情绪能激起植物神经系统活动的异常,同时引起内分泌变化。由内分泌变化产生的生物活性物质,经血流通过胎盘、脐带进入胎儿体内,从而对其产生不利影响。因此,孕期保持良好的心理状态是至关重要的。

 28. 什么是积极的生育态度

要孩子应建立在稳固的家庭婚姻关系基础上。夫妻双方都愿意有一个小宝宝,并愿意肩负起做父母的责任,这是最基本的,以欢乐、祥和的态度迎接新生命的到来,并奋力创造必要的条件和融洽的家庭气氛。

积极的生育态度是,以一种平和、自然的心境迎接怀孕和分娩的到来,以愉快、积极的态度对待孕期所发生的变化,坚信自己能够孕育一个代表未来的小生命,完成将孩子平安带到这个世界上的使命。有了这样的精神状态就会很快地适应身体的变化,不遗余力地奉献出自己的精力、创造力和责任感,做好胎教工作,为孕育胎儿准备优裕的物质基础和完美

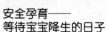
的生理心理环境,让这个幼小的新生命在身体里健康成长。

29. 如何宣泄不良情绪

孕期心理变化源于特殊的生理特点,例如:生理上内分泌的变化会产生烦躁、不明原因的委屈等。孕妇的情绪会直接影响胎儿,应该通过以下方式宣泄自己的不良情绪:

(1)了解一些简单的心理学知识。遇到问题时,运用心理学知识,就会合理调节。要学会接纳自我情绪。有些孕妇认为抑郁、焦虑、担忧、恐惧是不健康的表现,出现后总想马上驱除,结果却是剪不断理还乱。事物都有一定的规律,情绪也有它自身的消长规律,让自身享受一下痛苦的过程,才能有反省后深刻的宁静。

(2)用积极情绪去协调消极情绪,有意地用其他事情去调整不良情绪,遇到问题冷静思考,来缓解紧张焦虑。孕妇可听一些放松音乐,使自身投入到喜欢的环境,如森林、大海、山谷等;进行有节奏的深呼吸,将放松逐步地渗透全身。

(3)请家人和朋友配合,尽快疏导不良情绪,并合理宣泄。家人的耐心倾听会使孕妇感到自律,增强自控能力。

30. 怀孕前烫染发有什么影响

染发剂对胎儿到底有没有影响,还没有非常明确的结论。从理论上讲,染发膏是属于化学制剂并且还要用到双氧催化剂,容易诱发胎儿畸形。怀孕前是可以烫发染发的,但要选择好时间。烫发最好选择在怀孕前 3～6 个月。因为如果怀孕期间烫染头发,一些染发剂接触皮肤后,可能会刺激皮肤,引起头痛和脸部肿胀,眼睛也会受到伤害,难以睁开,严重时还会引起流产。孕期尽量不要染烫发,如不能避免,也最好等到怀孕3个月以后,避开胎儿器官发育期。应尽量减少染发的次数,染发或烫发时只处理头发中段、尾段的部分,减少头皮对药物的吸收。

 31. 按摩及所用精油对怀孕有什么影响

怀孕时期按摩的方式及强度,取决于怀孕期所处的阶段。如果孕妇仍能朝下平躺着,则可以按正常按摩的程序进行。但是按摩孕妇必须慎重,手法要轻柔、平稳,应用轻抚法。无论什么情况下,都不能使用施力较重的揉捏按摩和叩振法按摩,它们过于刺激身体,与按摩的放松效应相悖。

从理论上讲,按摩所应用的精油是促进血液循环的,中医讲是活血的,不会造成畸形,但孕早期不要用,以免引起流产。目前有使用精油不当造成孕妇流产的案例,还没有使用精油导致胎儿畸形的报道。值得注意的是,目前很难保证商家所用精油的安全性,添加剂里有没有致畸成分也无定论。

 32. 运动健身对怀孕有好处吗

孕妇在怀孕阶段根据各人的具体情况进行适当的运动和锻炼,对孕妇和胎儿都是比较有利的。适当的运动能够:

(1)增强心肺功能。

(2)消除和缓解背痛、腰痛等症状,增强身体耐力,有助于顺利分娩。

(3)帮助消化和排泄,增进食欲,减轻或改善孕期的便秘现象。

（4）促进腰部及下肢的血液循环，减轻中后期的腰酸腿痛、下肢水肿等症状。

（5）消耗过多脂肪，避免孕期体重过快增长，也减少生育巨大儿的可能。

（6）有效调节血压和血糖，避免出现妊娠高血压和糖尿病等妊娠疾病。

（7）促进肌肉的收缩运动，增加腹肌、腰背肌和盆腔肌肉的力量与弹性，利于顺产，也能缩短分娩时间，减少产道撕裂伤和产后大出血等可能。

（8）能使孕妇产生轻微的疲劳感，能有效帮助孕妇改善睡眠。

每天室外的新鲜空气对孕妇和胎儿都是十分有利的；一定的阳光照射也能促进钙和磷的吸收，能防止孕妇缺钙，有助于胎儿正常的骨骼发育。

医学专家还发现，孕妇在运动时胎儿也随之运动，胎儿对运动存在适应性反应，能刺激胎儿的大脑、感觉器官、平衡器官以及胎儿呼吸系统的发育，可以促进母体及胎儿的新陈代谢，出生时的健康状况会比一般新生儿好。可见，合适的运动对母婴健康都是十分有利的。

33. 适宜的孕前健身活动有哪些

适当的运动不仅可以让人保持健康的体魄，还能让人精神焕发，保持良好的心理状态。而孕前加强体育锻炼，还可增强精子和卵子的活力，促使健康孕育。但运动并不是越多越好，运动过度，容易伤害身体，导致适得其反的效果。

孕前适宜进行的运动包括步行（散步、快走）、慢跑、打球、游泳、爬山、骑自行车、健身操、太极拳等有氧运动。

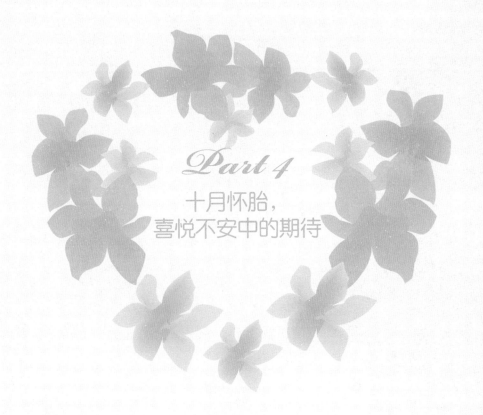

Part 4

十月怀胎，
喜悦不安中的期待

宝宝，爸爸妈妈想对你说：

1. 怀孕是从什么时候开始的

 怀孕(妊娠)，实际上是从卵子受精开始的，但由于每一位孕妇都难以准确地判断受孕的时间，所以医学上规定，把末次月经来潮的第一天计算为怀孕的第一天，到分娩历时大约40周，共280天。

 2. 怎样计算预产期

 预产期有以下计算方法：

(1)末次月经计算法：将最后一次月经来潮的第一天所在月份减3(不足者加9)，日数加7，即为预产期。如：最后一次月经为4月5日开始，预产期则为次年1月12日。此法最为常用。

(2)受精日计算法：若知道准确受精日，从这天开始经过38周(266天)即为预产期。如知道准确排卵日，则可计算出受精日。这比以末次月经计算预产期更为精确。

(3)超声(B超)检测法：对于末次月经开始日不确定的人而言，这是较准确的方法。由超声测出胎囊大小或某些胎儿发育指标的数值，据此值即可推算出怀孕周数与预产期。孕早期的超声估测孕周较孕晚期更为精确。

 3. 什么叫胚胎，什么叫胎儿

 胎儿发育经历2个阶段：胚胎期和胎儿期。末次月经开始10周内(受精开始8周内)的胎儿早期发育阶段为胚胎期，此时期为致畸敏感期。末次月经开始10周(受精开始8周)后至分娩前的胎儿发育阶段为胎儿期。

4. 孕期胎宝宝的变化

孕1月　胚胎已经在子宫内"着床"，或称"植入"。也就是说，这颗小种子已经种在了你的子宫里。它看上去像个毛茸茸的小球，宝宝的所有器官将由组成这"小球"的细胞发育而成。

孕2月　胚胎有1～2厘米长。这时胚胎像跳动的豆子一样开始有运动，通过B超能看到小胚胎的心跳了。胚胎的器官特征开始明显，各个器官开始忙碌成长。眼睛里出现黑色素，牙和腭开始发育，耳朵也在继续成形，小宝宝的皮肤像纸一样薄，血管清晰可见。

孕3月　孕早期在此就要结束了，3个月来宝宝发生了巨大的变化。宝宝身长约9厘米，重约14克，已经初具人形了，手指和脚趾已经完全分开，一部分骨骼开始变得坚硬，并出现关节雏形。宝宝一直在忙碌成长着、运动着，时而踢腿伸长胳膊，时而舒展身姿，看上去好像在跳芭蕾舞。从准妈妈的肚子上已经能够听到小宝宝的心跳啦！

孕4月　宝宝身长约16厘米，重约100克，小脑袋上已经长出头发啦，并且能够做出吞咽和呼吸运动，有时宝宝会在子宫里打嗝，这是胎儿呼吸的先兆，但是你还听不到任何声音，因为胎儿的气管里充满的不是空气，而是流动的液体。宝宝腿的长度超过了胳膊，手指甲完整地形成了，指关节也会运动。部分准妈妈此时能够感知胎动了哦。

孕5月　宝宝长约25厘米，重约300克，小耳朵能够竖起了，开始能吞咽羊水，而且肾脏已能够制造尿液，头发也在迅速地生长，指（趾）甲开始发生。感觉器官开始迅速发育。现在准妈妈能感到宝宝在经常地运动，做一些翻滚的动作。在以后的10周里胎儿的运动将非常频繁，直到孕后期把你的子宫撑满为止。

孕6月　此时的胎儿已经很像一个"微型宝宝"了，胎儿长约30厘米，重约800克，皮肤红红的并且有皱褶，像个小老头，皮肤的皱褶是给皮下脂肪的沉积留出空间的，此时宝宝已出现眉毛和睫毛。宝宝的听力已经形成，他（她）可以听到你发出的声音，例如有些变形的话语声、你心跳的声音和你的胃肠蠕动时发出的咕噜咕噜的声音。外面一些大的噪音宝宝也能听到。

孕7月　宝宝长35～40厘米，重约1500克。他的皮肤呈粉红色，但还是瘦瘦的，眼睛既能睁开也能闭上，有眼睫毛，指甲全部出现，他甚至会吸吮自己的大拇指或其他手指。宝宝此时已形成了自己的睡眠周期，有时会在你的肚子里又踢又打，可能还会让自己翻个身，把你的肚子顶得一会儿这里鼓起来，一会儿那里又鼓起来。有时又会比较安静。胎儿的性格在此时已有所显现。

孕 8 月　宝宝长约 45 厘米，重约 2000 克。宝宝的身体和四肢还在继续生长，身体与头部比例渐渐相称。现在胎儿全身的皮下脂肪更加丰富，皱纹减少，看起来更像一个婴儿了。胎儿的各个器官也在逐渐发育完善，已具备呼吸能力，即使到了母体外也可以生存了。宝宝的小身体出现了一块块的小肌肉，四肢的活动更加有力量，胎动比原来强多了。胎儿喝进的羊水，经膀胱排泄在羊水中，这是在为其出生以后的小便功能进行锻炼呢。

孕 9 月　宝宝长约 50 厘米，体重 2500～4000 克不等。小宝宝现在已经发育成熟了，其皮肤粉红，胖嘟嘟的，头发很有型，不过他（她）还在继续长肉，这些脂肪储备将会有助于出生后的体温调节。这个小家伙的各器官尤其是肺都已完成发育，他（她）已经能够离开妈妈的身体很好地适应外界的环境了。

 5. 孕期妈妈的身体变化

孕 1 月　大部分的准妈妈此时会有些不适感，但每个人表现的症状和程度都不同，有些人会有胃部不适甚至恶心呕吐的反应，有些人的身体会有发寒、发热、慵懒困倦、难以成眠甚至流鼻涕、头痛的症状。此时胎儿处于致畸敏感期，准妈妈不能乱用药和检查，可通过调整饮食、规律生活、多喝水、适当多休息以及适度运动来缓解不适感，也可咨询产科医师。准妈妈孕期的子宫会逐渐增大变软，这段时间相当一部分人会感到两侧下腹部隐痛，可能是双侧子宫韧带受牵拉导致，乳房会有胀痛或刺痛感，乳晕变黑，周围可有小结节状突起。

孕 2 月　有一部分准妈妈此时还会有一些早孕反应，但是早孕反应的

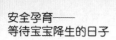

持续其实也是"痛并快乐着",因为这表示胚胎在旺盛地生长。让人高兴的是,此时通过超声检查,已经能够看到小胚胎的心跳了。孕妇乳房会有胀痛的感觉,而且在慢慢增大,这是为哺乳做准备。准妈妈随时可能有饥饿的感觉,而且常常饥不择食地吞咽各种食物,但是,饮食还是需要规律、合理,各种营养均衡摄入。虽然此时准妈妈的腹部看上去仍很平坦,但子宫一直在随着宝宝的生长而逐渐增大。

孕3月 孕3个月以后子宫已经长得超出盆腔,从小腹部能够触到了,准妈妈可以做第一次产检了。而且,有早孕反应的准妈妈也可以结束这份辛苦了,大部分的早孕反应在孕3个月后会慢慢缓解消失。

孕4月 子宫随着宝宝的生长进一步变大,小腹部慢慢变得凸起,但是这并不妨碍准妈妈的活动。随着早孕反应的逐渐消失,随之而来的是巨大的幸福——胎动的感知。当然只有一部分准妈妈能够在孕4个月感觉到胎动,此时能够感觉到的胎动比较微弱,仅仅是像小虫子蠕动过一样,或是腹内有轻柔划过的感觉,但是这种神奇的感觉会非常清楚地告诉你:小宝宝在子宫里欢快地活动着!

孕5月 子宫的进一步增大使准妈妈的小腹越来越明显地凸出,这时已经开始出现孕妇的体态了,增大的子宫也使准妈妈休息时只能侧卧。左侧卧位是有利于胎儿的体位,但是长时间左侧卧也会疲劳,所以适当的左右交替是必要的。准妈妈的体重也在逐渐地增加,营养合理而均衡的饮食以及适当的活动有利于准妈妈的孕期健康以及胎儿的成长。这时已经能够感觉到胎动了。由于怀孕后体内激素的变化,可能会发生皮肤瘙痒,尤其是腹部。单纯的轻度瘙痒不需要特殊治疗,洗澡、勤换内衣、避免吃刺激性食物、保证休息及大便通畅,都有助于减轻皮肤瘙痒。严重的瘙痒或伴有其他不适需就医诊治。

孕6月 准妈妈的肚子进一步变大凸出,身体的重心也随之改变,走路较不平稳,并且容易疲劳,尤其弯身向前时会感觉腰痛,应注意休息。

孕7月 现在是孕晚期了,各方面与前一个月相差不多,只是准妈妈的体重随着宝宝的生长而不断增长,身体负担日益增加,在保证营养的同时也要限制孕妇体重增长不超过500克/周;同时也要低盐饮食,以预防妊娠期高血压疾病。

孕8月 准妈妈的肚子已经比较圆了,活动显得笨重,子宫占据了大半个腹部,胃部被增大的子宫所挤压而有不适感,进食量会受影响,可以少食多餐来保证营养供给。此时子宫的压迫也会引起腰痛、下肢水肿等不适，但压迫引起的水肿通常是膝以下，而且通过休息能够缓解，如有明显水肿应该就医。本月可能会有子宫收缩，但次数比较少，而且疼痛轻微或感觉不到，称为"假宫缩"。如果宫缩较强并有规律性就应警惕早产，及时就医。

孕9月　在孕期的最后一个孕月，准妈妈的负担达到最高，大腹便便，行动不便，可能会出现轻度的下肢水肿，少数孕妇还会有静脉曲张或耻骨联合疼痛、腰痛腿痛等情况。子宫对胃的压迫使准妈妈的进食量减少，或饭后有胃部不适感。接近预产期时，可能会出现见红、腹部阵痛或阴道流液等分娩的先兆。

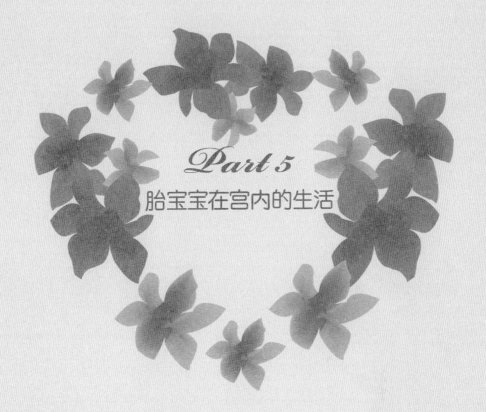

Part 5

胎宝宝在宫内的生活

宝宝，爸爸妈妈想对你说：

----

1. 怀孕第一个月胎宝宝是什么样的

  在怀孕第一个月,胎宝宝还没有长出胎儿的样子,它从一枚受精卵长成一团细胞并种植在宫腔里,此时它就像一个毛茸茸的小球,组成这个小球的细胞将来会发展成宝宝的各个器官组织。

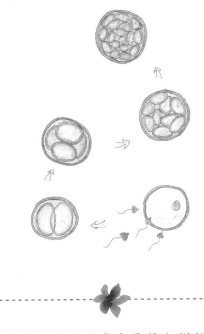

  2. 怀孕第二个月胎宝宝是什么样的

怀孕的第二个月,胎宝宝从一团细胞逐渐分化生长,已经初具人形,它有脑袋、身体和四肢,还有一个小尾巴,但是它身体的比例以及头部还没有接近正常胎儿的形态,这使得小胚胎看上去像个蜷着睡觉的小海马,"小海马"的尾巴将在以后的几周内消失。

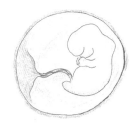

3. 胎宝宝什么时候才算是真正的胎儿

 从孕10周开始,胎宝宝才能被称为胎儿。随着它的不断生长,身体的比例也在发生变化,这使它看上去更像一个"微型小宝宝"。它已经完成了发育中最关键的部分,它的重要器官都已经各就各位并开始工作,四肢也能够活动了。

4. 胎宝宝在宫内怎样运动

一个健康的小胚胎从孕7周开始就能够在它的"小家"里移动了,此后它的运动随着肌肉、关节和骨骼的发育会越来越灵活、有力和活跃。自打它有了运动能力,它就开始忙碌着踢腿、伸展、握拳、打嗝,随之面部也会有运动:皱眉、做鬼脸、吞咽和吸吮。

5. 胎宝宝会呼吸吗

从孕4月左右开始,胎宝宝就会吸入和呼出羊水,这能够帮助肺的发育。这种运动就是胎宝宝在子宫羊水里的呼吸运动,只不过它呼吸的是液体而不是气体。

6. 胎宝宝有触觉吗

 触觉是胎宝宝最早发育的一项感觉。从孕3月左右开始,胎宝宝就有了触觉,当碰到胎盘或脐带时会避开。到了孕中后期,他(她)能对触觉做出反应,比如隔着妈妈的肚皮触摸胎宝宝,他(她)会报以拳打脚踢;有时他(她)自己的小手触到嘴巴,也会反射性地吸吮手指。

 7. 胎宝宝能睁眼看东西吗

 胎宝宝在6个多月时就会有睁眼闭眼的动作,特别是在孕期最后几周,若有一束光照在妈妈的腹部时,睁开双眼的胎儿会将脸转向亮处,他(她)能看到光晕。

 8. 胎宝宝能听见声音吗

 在孕3月左右,胎宝宝的听力细胞完成发育,孕6月时胎儿就有听力了,所以胎宝宝在子宫里能听见通过妈妈的身体传导来的声音并能做出反应,比如妈妈的心跳声和说话声、血液出入胎盘的湍流声、肠道消化食物的咕噜声及外界传导到子宫里的乐声和噪音,所以有时外界的声音也能引起胎动的变化。

9. 胎宝宝能闻到味道吗

 早在孕 2 月时胎宝宝的鼻子就开始发育,到了第 7 个月,鼻孔就能与外界相互沟通。但是,由于胎宝宝被羊水所包围,所以它虽然已经具备了嗅觉,却毫无用武之地,所以胎宝宝虽具备了闻到味道的能力,但在子宫里却闻不到什么味道,直到出生后才能闻到外界的味道。

 10. 胎宝宝会撒尿吗

 在孕中期,胎宝宝的肾脏开始工作,分泌尿液,并把尿液排到羊水中。此后羊水的一个主要组成便是胎宝宝排出的尿液,所以胎宝宝是会撒尿的,同时胎儿会通过吞咽羊水来取得羊水量的平衡。

11. 什么情况下胎宝宝会解大便

正常情况下,胎宝宝不会在子宫里解大便,但有一些异常情况,如当胎儿在子宫内发生缺氧(医生称之为"胎儿窘迫")时,胎便就会提前排解出来,混入羊水之中。根据研究,造成胎宝宝缺氧而于宫内解大便的原因可能包括:胎盘、脐带功能不良;子宫腔内感染(如羊膜腔发炎);子宫收缩过急、过强,急产;孕妇本身的疾病;等等。

12. 胎宝宝有脾气吗

 随着胎宝宝的发育,在孕中期开始,胎宝宝就有自己的情绪了,只是它在妈妈子宫里,一般是很平和快乐的,偶尔有那么点不高兴也不会发很大脾气。如果宝宝动的很剧烈,似乎是在大发脾气,准妈妈一定要小心了,胎动过频或剧烈是胎儿急性缺氧的表现,应及时就医。

 13. 胎宝宝对宫内生活有记忆吗

 现在的观点普遍认为,孕晚期的宝宝是有一定的记忆能力的。如婴儿被妈妈用左手抱在怀里,听到妈妈的心跳,很快就能安静下来入睡,因为这是宝宝熟悉的声音,一听到这种特定的声音就会感到安全亲切。

 14. 胎宝宝有心灵感应吗

 俗语说"母子连心",胎宝宝在妈妈肚子里长到足够大时,会对妈妈的情绪做出反应。例如,妈妈非常着急或忙碌,宝宝可能同时也会动得比较频繁,好像他(她)也很忙碌一样,这可能是因为宝宝与妈妈血脉相连,共同分享妈妈体内的内环境变化。所以准妈妈要让自己多多产生快乐、幸福感等正能量,宝宝才会通过感应分享到这种积极向上的情绪,进而更有安全感。

15. 妈妈的营养物质是怎样送给胎宝宝的

 胎盘是个很重要的转运站,负责妈妈和胎宝宝之间的营养物质的转换。胎盘一端连着妈妈,另一端通过脐带连着胎宝宝。妈妈的血液富含营养物质,通过胎盘传给脐带(脐带里含有脐动脉和脐静脉两条通路,一条由妈妈传向宝宝,一条则相反),脐静脉把妈妈的血液传给胎宝宝,胎宝宝安然享受妈妈送来的氧气和营养,然后再通过脐带中的脐动脉和胎盘把含有代谢废物的血液通过妈妈排出体外。

 16. 胎宝宝身边的羊水有什么作用

 羊水围绕在胎宝宝身边,形成了一个保护盾牌。当有外来压力冲击妈妈腹部时,羊水缓冲了这种力量,使胎儿不致直接受到损伤;羊水也能给胎宝宝提供一个活动空间,使宝宝能舒适地活动四肢,这既有利于宝宝身体的生长,又减少了妈妈因胎动而引起的不适感。

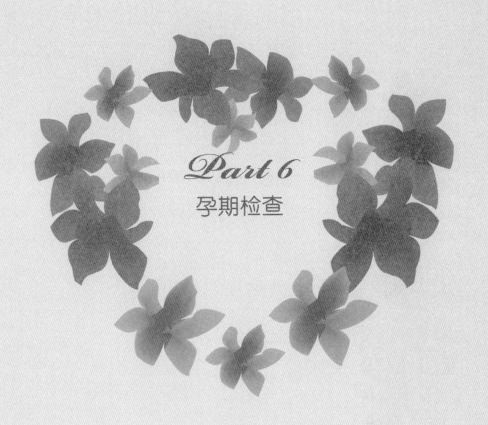

Part 6

孕期检查

宝宝，爸爸妈妈想对你说：

1. 母子保健手册有什么作用

 母子保健手册是为孕妇特别设计的一本病历,医院之间可通用,里面能够详细记录孕妇孕前的情况及每次产检的信息,可帮助医师全面快速地了解该孕妇的围产期健康状况。

 2. 怎样选择医院

 一般来讲,孕期产检及选择分娩的医院最好是在同一家医院。因孕期有 10 余次产检,还需要做一些化验、超声等检查,且孕晚期可能随时有分娩征兆而需要及时住院,所以应选择一家离住所较近的医院,方便前往就诊及住院后家人照顾。

 3. 什么时候开始产前检查

 一般早孕期(孕 13 周之前)应该有一次产前检查。如无特殊情况,可于孕 12 周左右进行第一次产前检查。如曾有宫外孕或胚胎停育等异常情况,可将首次检查时间提前。

 4. 孕期要做几次检查

 一般情况下,孕期共需要做 12 次产前检查,如有孕期高危因

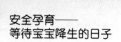
素或异常情况如高血压、双胎或瘢痕子宫等,则需要酌情增加产检次数。

 5. 孕期的化验检查有哪些,有什么意义

 孕期的化验检查主要有:①血常规:了解有无感染、贫血、血小板减少的情况。②尿常规:了解有无泌尿系统感染、尿蛋白的筛查及尿糖情况。③出凝血检查:了解孕妇的凝血止血功能。④血型:了解孕妇血型是否为稀有血型以便于分娩时备血,警惕母儿血型不合所引起的并发症。⑤肝功能:了解肝脏功能及孕妇营养状况。⑥病毒系列:了解是否有传染性疾病。⑦心电图:心脏疾病筛查。

 6. 什么叫唐氏筛查

 唐氏筛查是一种通过抽取孕妇空腹血,检测母体血液中甲型胎儿蛋白、绒毛促性腺激素和游离雌三醇的浓度,并结合孕妇的预产期、体重、年龄等,计算胎儿患有先天缺陷(如 21-三体综合征)的危险系数的检测方法。这项检查有一个临界值,高于此值为高风险,反之之为低风险。如果唐氏筛查高风险,就提示这个胎儿患有 21-三体综合征等先天缺陷疾病的风险比较高。

 7. 唐氏筛查高风险怎么办

 对于筛查高风险孕妇,医生会在核对孕周、孕妇年龄等因素后建议取胎盘绒毛、羊水或脐血来做胎儿染色体核型分析,以排除染色体异常导致的先天性疾病。以上方法均为有创检查,有一定的风险。

现在有一种无创产前检测方法可以直接从孕妇外周血液中提取胎儿DNA,从而检测分析是否胎儿为唐氏儿。

Q 8. 唐氏筛查低风险就一定不会生智力低下的孩子吗

A 不是。首先,唐氏筛查只是个评估"可能性"的检查,换言之,它只能估计孩子发生先天缺陷的可能性大小,不能最终确诊是否患有这些疾病,高风险的胎儿发病的可能性大,低风险的可能性小,但并非绝对不会有"漏网之鱼"。其次,孩子智力低下的发生可以有很多原因,先天缺陷如 21-三体综合征为原因之一,还有其他一些疾病也可以导致智力低下。所以,不能仅凭唐氏筛查就断定一定不会生智力低下的孩子。

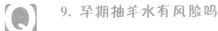

Q 9. 孕期抽羊水有风险吗

A 孕期抽羊水要用一根细长针刺穿腹部皮肤一直到子宫腔里,属于有创伤的检查,是有风险的,其中包括:感染(细菌通过穿刺的地方进入宫腔里引发)、穿刺部位出血、流产,但对于在超声引导下的羊水穿刺来讲,这些风险的发生率比较低。

Q 10. 通过羊水检查医生可以判断哪些情况

A 通过抽取羊水,其一可以取其中的胎儿细胞进行培养,可判断胎儿是否患有 21-三体综合征、18-三体综合征以及特纳综合征；其二如母体患有病毒感染，可以取羊水进行病毒培养及检查，以判断胎儿有无宫内感染。

 11. 胎盘绒毛检查有什么意义，有风险吗

在早孕期，通过超声引导，抽取少量绒毛，进行胎儿细胞培养，也可用于诊断胎儿染色体异常的疾病，如唐氏综合征（21-三体综合征）、18-三体综合征、特纳综合征等。如果早孕期产前筛查高风险的，可通过胎盘绒毛检查进行诊断。这一方面能极大缓解准妈妈的压力；另一方面，如胎儿有异常需终止妊娠，对孕妇损伤较小。该方法缺点在于，手术合并的流产风险相对较高，达 2%～3%。此外，如在孕 9 周前进行，可能会导致胎儿肢体异常，所以多在孕 11 周后进行。

 12. 为什么每次产前检查都要测血压

孕期由于身体内环境的改变，准妈妈有可能会患上"妊娠期高血压疾病"，这种疾病的表现就是血压较孕前明显升高至超过正常血压，严重时还会伴随有其他情况，如尿蛋白、水肿、头痛头晕、视物模糊等。由于此类疾病影响母儿安全，所以每次产检都要测量血压以便早发现和早治疗。

13. 孕妇都要做糖尿病筛查吗

 由于怀孕期间身体内环境的改变,孕妇易发生糖耐量异常或妊娠期糖尿病,而妊娠期糖尿病对母儿都有危害,所以建议每一位孕妇都做糖尿病筛查,以检查准妈妈是否患有糖尿病或有患糖尿病的倾向,这项检查结果对于孕晚期的饮食有指导意义,尤其是体型较胖者、有血缘关系的家族成员中有糖尿病病史者、多囊卵巢综合征患者、有分娩过巨大儿宝宝者以及尿糖阳性者更应该做此筛查。

 14. 妊娠期糖尿病与普通糖尿病有什么区别

 妊娠期糖尿病是指孕前没有患糖尿病,在孕期才出现血糖高的现象。它与普通糖尿病的相同之处在于:都是胰岛分泌胰岛素功能降低而导致身体不能维持正常血糖水平。二者的区别在于:妊娠期胎盘分泌许多激素,这些激素有对抗胰岛素的作用,如果胰岛功能好,那么多多分泌胰岛素就能够维持正常血糖;反之就不能够维持正常血糖,就要发生糖尿病了。随着妊娠结束胎儿和胎盘的娩出,这些激素在身体内逐渐代谢消失,胰岛素抵抗消失,血糖可能会恢复正常。但得过妊娠期糖尿病的孕妇产后应注意监测血糖,有部分人可能会转化为普通糖尿病。

 15. 孕期应做几次 B 超检查

 一般孕期无异常情况,常规产检应有 5 次超声检查。孕早期、孕 20 周左右、孕 30 周左右、孕 38 周左右及临产前均应有超声检查。如有特殊情况可酌情增加超声检查次数。

16. 有必要做"四维彩超"吗

 四维彩超是在普通二维超声检查的基础上,通过电脑软件合成的立体图像。对于一般人而言,立体图像更贴近宝宝的真实形态,所以被称为"胎儿照片",但是对于医生而言,四维彩超并不增加诊断信息,所以,不作为产检的常规检查。但是如果准爸妈很想提前知道宝宝的秀容,做一个四维彩超也无妨。

 17. 胎儿心脏检查有必要吗,何时做最好

 心脏彩超是一种无创的检查方法,主要检查心脏的形态学有没有什么异常,以及心功能是否正常,特别对先天性心脏病是首选的检查方法。为尽早发现和治疗先天性心脏病,孕期这项检查是有必要的,一般建议孕 24～30 周行此检查。

 18. 胎动是从怀孕 4 个月才开始的吗

 其实胎宝宝从孕 8 周开始就能运动了,只不过这种运动较为微弱,准妈妈难以感觉到,此后胎宝宝如健康生长则会一直有运动,直到孕 4 月之后,胎动才有足够大的力量被准妈妈所感知。

19. 怎样自己数胎动

每天早、中、晚固定时间各数 1 小时,每小时大于 3 次,反映胎宝宝情况良好。也可将以上 3 个小时胎动数乘 4,即为 12 小时的胎动次数。如 12 小时胎动达 30 次以上,反映胎宝宝情况良好;少于 20 次,说明胎儿异常;如胎动少于 10 次,则提示胎儿宫内缺氧,是危险信号。数胎动时应取卧位或坐位,身体放松,思想集中,可记录于纸上,以免遗漏。若连续胎动或在同一时刻感到多处胎动,只能算一次,等胎动完全停止后,再接着计数。胎动的强弱和次数,个体差异很大,孕妇自数一段时间后会得出一个常数,以后便可以此为标准,自我监测胎儿的安危。

 20. 数胎动有什么意义

胎动是胎宝宝生命活动的表现,它的正常与否指示了胎宝宝目前是否健康安全,所以数胎动是准妈妈自我监测胎儿安危的一种简单易行有效的手段。胎动过频或减少反映了胎儿可能处于缺氧状态,是胎宝宝告诉妈妈的危险信号,应引起准妈妈的注意,及时就医。

 21. 孕期为什么需要经常查尿常规

尿常规中包含了很多项目,如红细胞、白细胞、酮体、蛋白、尿糖等,能够反映身体的一些疾病,如尿路感染,妊娠剧吐的程度,先兆子痫病情严重的程度,是否有可能患有糖尿病等。而且尿常规是方便易行的无创检查方法,所以孕期需要经常查尿常规来了解孕妇的身体状况。

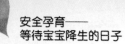
 22. 什么是胎心监护

 胎心监护是应用电子监护仪连续地监测胎宝宝的胎动、心跳和宫缩情况,包括次数、变化和反应等等,以此来评估胎宝宝目前在宫内是否安全。

 23. 什么时候需要做胎心监护

 如产前检查无异常情况,自孕 36 周开始行胎心监护,每周1~2次,如有合并症孕 32 周以后也可行胎心监护。破膜或临产后则根据情况行持续胎心监护。

 24. 怎样判断胎心监护是否正常

 胎心监护仪上主要是两条线:上面 一条监测胎宝宝心率,正常情况下波动在 110~160 之间。一般基础心率线表现为一条波形直线,在120~160 之间。胎心有上下明显变化,出现胎动时胎心率会上升,一般会大于 15 次/分,表现为一个向上突起的曲线,胎动结束后会慢慢下降。正常情况下,胎心监护时间为 20 分钟,应有 3 次以上胎动,每次胎动应伴随胎心加快。下面一条监测宫内压力,在宫缩时会增高,宫缩过后下降。以上内容有任何一项异常则视为胎心监护异常。

25. 预产期快到了，准妈妈会有什么感觉

 随着预产期的接近，胎宝宝的头下降进入骨盆，羊水量也会有所减少，所以子宫位置下降，不再压迫准妈妈的膈肌，准妈妈自觉呼吸较以前轻快，上腹部比较舒适，食欲改善。同时胎儿的头下降会压迫膀胱，所以准妈妈常有尿频的症状。在孕晚期尤其是接近预产期时，准妈妈会时不时地感到不规律的腹部阵痛，这是假宫缩。其特点是：宫缩间隔的时间不规律；强度不大，只感到下腹部有轻微的胀痛；持续的时间也不一定，一般不超过 30 秒。这是在为临产做准备。

 26. 如何促进胎头入盆

 孕期准妈妈应保持适当的活动量，在孕 37 周之后胎宝宝就成熟了，准妈妈可以适当增加原有的活动量如散步的时间，这些措施能够促进胎头入盆。

 27. 孕期怎样做有利于顺利分娩

 准妈妈在孕期内尤其是孕晚期应合理饮食，控制体重不要增长过多；保持适当的活动量，放松心情；胎宝宝足月以后适当地增加活动量。这些都有利于顺利分娩。

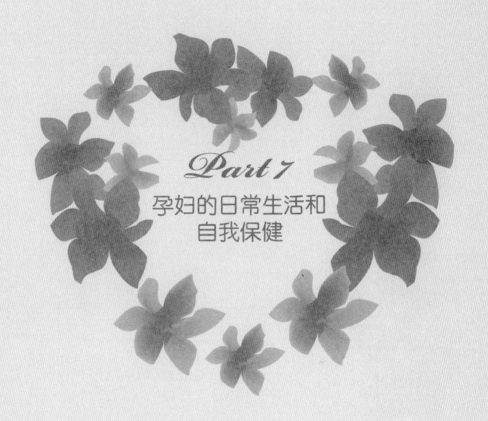

Part 7

孕妇的日常生活和
自我保健

宝宝，爸爸妈妈想对你说：

_____

_____

_____

_____

_____

_____

_____

_____

_____

_____

_____

_____

1. 孕妇该怎样吃

怀孕期间的孕妇要注意营养,但强调营养并不意味着吃得越多越好,一味多食会造成孕妇体重过重。须科学、合理地安排孕妇的饮食,使之既能满足孕妇的需要,又不过量,以保证母婴健康。

第一,要养成良好的饮食习惯。应当吃得杂一些,不偏食,不忌口。

第二,在饮食中注意加强营养,特别是蛋白质、矿物质和维生素的摄入。但注意需根据个人体质补充营养。一个孕前身体健康、营养均衡的女性,她只需在医生的指导下适当补充孕期所需的食物和营养,保证优质蛋白、维生素、矿物质、微量元素的摄入即可,完全不必刻意地大补特补。而对于身体瘦弱、体重低于正常值的孕妇,怀孕期间应尽量多吃。对于有糖尿病史或怀孕期间血糖过高的孕妇,孕期应严格监测并控制血糖,严格按照医生的指导来安排每日食谱。

第三,孕妇在日常生活中应当重视饮食卫生,防止食物污染。应尽量选用新鲜天然食品,避免食用含添加剂、色素、防腐剂的食品。在家庭炊具中应尽量使用铁锅或不锈钢炊具,避免使用铝制品及彩色搪瓷制品,以防止铝元素、铅元素对人体细胞的伤害。

第四,尽量少食刺激性食物,如辣椒、浓茶、咖啡等;不宜多吃过咸、过甜及过于油腻的食物;禁止饮酒吸烟。

第五,少食多餐,以避免胃太空或太饱。

 2. 不同孕期的饮食有区别吗

孕妇的饮食营养非常重要,对胎儿的发育和出生后宝宝的智力和体质均有影响。孕期的不同阶段因其对热能、蛋白质、矿物质等营养物质的需求不同,饮食原则亦有差异。

(1)孕早期:此期孕妇多有"早孕反应",如食欲减退、呕吐等,此时胚胎发育较缓慢,故孕妇对热能、蛋白质、无机盐等营养素的需要量增加不

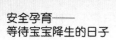
明显,基本同孕前。此期首先应考虑增加食欲,少吃多餐。饮食原则:①选食清淡的、清凉的、爽口的及水分多、易消化吸收的食物,如新鲜蔬菜、水果等。②孕妇应当尽可能选择自己喜欢的食物。③为保证蛋白质的摄入量,孕妇可适当补充奶类、蛋类、豆类、硬果类食物。④在孕早期注意叶酸的摄入,因为叶酸关系到胎儿的神经系统发育。⑤维生素的供给要充足。如果准妈妈的妊娠反应严重影响了正常进食,可在医生建议下适当补充复合维生素片。

(2)孕中期:是胎儿迅速发育的时期,此期孕吐已消失,食欲较好,孕妇体形也开始有所变化,此期孕妇需要补充足够的热能、蛋白质、脂质、无机盐及维生素,才能满足自身和胎儿迅速生长的需要,当然也不能不加限制地过多进食。此期饮食原则:①荤素兼备、粗细搭配,食物品种多样化。②避免挑食、偏食,防止矿物质及微量元素的缺乏。③避免进食过多的油炸、油腻的食物和甜食(包括水果),防止出现自身体重增加过快以及妊娠期糖尿病的发生。④适当注意补充含铁丰富的食物,如动物肝、血和牛肉等,预防缺铁性贫血。同时补充维生素 C 也能增加铁的吸收。⑤孕妇对钙的需求有所增加,多食用含钙较多的食物,如奶类、豆制品、虾皮和海带等。

(3)孕晚期:此期胎儿继续发育成熟,胎儿迅速成长,是分娩前的最后冲刺阶段,安全、健康、合理的饮食,是胎儿健康出生的必要前提。饮食原则:①饮食注意多样化,保证质量、品种齐全。②结合孕妇的具体情况,适当调整热能、蛋白质和必需脂肪酸的摄入量(多吃海鱼有利于 DHA 的供给)。如果孕妇活动明显减少,热能的供应量可视情况适当减少或保持中孕期的水平,适当限制糖类和脂肪的摄入(即减少米、面等主食的量),适当减少水果等较甜食物的摄入,以免胎儿长得过大,影响顺利分娩。③增加钙和铁的摄入。适当增加奶类、鱼和豆制品等含钙多的食品以及虾皮、动物的肝脏和血液等含铁量高的食品的摄入。④注意控制盐分和水分的摄入量,以免发生水肿,甚至引起妊娠期高血压疾病。⑤对于一些含能量高的食物,如白糖、蜂蜜等甜食宜少吃,以防止食欲降低,影响其他营养素的摄入量。⑥多选择体积小、营养价值高的食物,减少营养价值低而体积大的食物,如土豆、红薯等。

3. 孕妇不宜吃哪些食物

（1）孕妇应避免大量食用山楂及其制品。研究证实：山楂对妇女子宫有收缩作用，如果孕妇大量食用山楂食品，就会刺激子宫收缩，甚至导致流产。

（2）孕妇应避免进食热性食物，如荔枝和桂圆，以及人参、鹿茸、鹿胎、蜂王浆等补品。

（3）孕妇忌吃刺激性食物。咖啡、浓茶、辛辣食品、饮酒、丈夫吸烟等均会对胎儿产生不良刺激，影响正常发育，甚至引起胎儿畸形。

（4）加工食品和罐头食品。经过加工的半成品食物虽然美味可口，但这些食物在加工过程中，需要加入一定的添加剂，如人工合成的色素、香精、甜味剂及防腐剂等，准妈妈应尽量少吃。

（5）孕妇忌吃未经煮熟的鱼、肉、蛋等食物。生的鱼、肉等食物中往往含有绦虫、囊虫等寄生虫，直接食用这些食品可以使人感染疾病。生鸡蛋的蛋白质不易被蛋白水解酶水解，不易被肠道吸收，而且生鸡蛋常常被细菌污染，直接食用很容易得肠胃炎。经烟熏、腌制、烧烤的食物也应尽量不吃。

（6）茴香、花椒、辣椒、胡椒等调味品性热且有刺激性，准妈妈的肠蠕动本就减缓，若再食用此类食品，易造成便秘。

（7）大麦芽、燕麦和薏苡仁因有催产作用，故孕妇禁止食用。

（8）有许多药食同源的食物，中医认为有活血堕胎、利肠滑胎、滑利凉血等功效，如海马、蟹爪、鳗鲡、马齿苋、木耳菜、慈姑等，孕期不宜食用。

4. 孕妇怎样做牙齿保健

（1）注意营养、均衡饮食，多吃富含维生素 A、维生素 C、维生素 D 的新鲜水果和蔬菜，少吃甜的含淀粉多的零食，注意加强补钙。

（2）少吃零食、甜食和黏性大的食物，这是降低牙病概率最有效的方法。

（3）坚持每餐后各刷一次牙,每次刷牙不少于3分钟,饭后漱口。

（4）由于妊娠期口腔组织敏感性增高,刷牙时要选用头小、毛软的保健牙刷(每3个月要更换一把);牙膏以用含氟牙膏或有抑菌作用的牙膏为宜,有利于预防龋病。

（5）平时经常做叩齿运动和按摩牙龈,以改善牙周的血液循环,有益口腔健康,还可借此使轻微的牙龈炎自然痊愈。

（6）定期做口腔健康检查,建议每隔3个月去检查一次,若是自觉有口腔疾病,则应随时就诊,及时处理,口腔疾病的治疗最好在妊娠4～6个月内进行。

 5. 孕期如何保养皮肤

 （1）多吃新鲜的水果蔬菜及喝奶,可以预防或减少黄褐斑的产生。

（2）尽量少吃刺激性食物。过辣、过酸等一些极端的食物,不但对宝宝不好,还会刺激皮肤,使你的基础护肤功课都白费掉。

（3）坚持每天散步,保证良好心情和睡眠质量。

（4）孕期选择不含酒精、激素、重金属、矿物油及化学香精的纯天然护肤品。

（5）慎用美白产品,不要使用祛斑类的产品。

（6）可以对额头、眼角、眼睛周围进行按摩。

（7）出门时做好防晒措施,强力推荐"物理防晒",如打遮阳伞、戴宽沿的帽子、戴墨镜等。

6. 孕期怎样穿衣

孕期穿衣应在舒适、简单、方便的前提下,适当增加美感,使身心愉快。可从以下几方面考虑:

(1)从服装款式上:衣服要简洁宽松,不能限制胸腹部,活动方便;式样轻松、舒畅,颜色明快,穿、脱方便,并能够随着腹部不断增大来调节肥瘦,如传统的上小下大的连衣裙装、背带裤等。

(2)面料要采用天然材质,应以轻柔、耐洗、吸水、透气为原则,同时考虑到季节性,做到冬季保暖,夏季凉爽。一般纯棉布料及真丝制品制成的服装是孕妇的最佳选择。

(3)内衣要选用柔软、通气性、吸湿性好、有伸缩性的材料,多选用纯棉衣物,避免使用化纤制品。同时做到勤换勤洗。

(4)怀孕后的乳房逐渐增大,忌戴束胸,可以戴宽松的乳罩托起乳房,最好去专卖店购买孕妇专用的乳罩。

(5)鞋袜要舒适,不要过紧,过紧影响血液循环。怀孕以后,身体重心向前移,孕妇会很自然地取挺胸凸肚的"骄傲姿势",如果穿高跟鞋,不仅重心不稳,容易跌倒,而且还会增加腹坠和腹酸等不适。但过于平薄的鞋底会使孕妇感到脚下硌硬不舒适,因此孕妇的鞋底以稍厚、坡跟为宜,比如布底或海绵坡跟等。鞋帮要松软,如布鞋或羊皮鞋等。尺寸要稍肥大些,尤其是妊娠后期。

----

 7. 辐射对孕妇有影响吗

任何温度高于绝对零度的物体都会产生辐射,所以我们的生活中充满了辐射。辐射可以分成电离辐射以及非电离辐射,电离辐射像X射线,是对人体有害的,而我们平时接触比较多的电脑辐射、微波炉辐射以及电磁炉辐射等生活辐射属于非电离辐射,日常生活中的接触对人体基本没有危害。

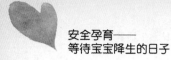

目前没有证据表明日常非电离辐射会导致孕妇流产率、胎儿畸形率的提高，也不会导致新生儿出生体重过低；日常生活中也存在一定量的天然电离辐射，但剂量在人体可接受范围内，无须恐慌。

因此，准妈妈们不必为生活中的辐射而烦恼，最自然、安全的做法是，减少接触一些辐射源，对各种电器的使用应保持一定的安全距离。

 8. 孕期为什么容易头晕眼花

 很多孕妇在怀孕期间会出现头晕眼花的症状，大多数孕妇头晕是正常的，但是有些却是需要警惕的。导致孕妇头晕的主要因素有以下几种：

（1）早孕反应。早孕反应使孕妇无法摄入足够的热量，有时可导致一过性头晕眼花。

（2）低血糖。孕妇可能会因饥饿而出现低血糖，低血糖时就会出现头晕，甚至晕厥。

（3）贫血。当出现贫血时，孕妇会经常出现头晕，或站起来时发生头晕目眩。

（4）高血压。当孕妇在血压较高时大多会先感到头晕、头痛，这时就要及时到医院就诊。

（5）仰卧位低血压。中晚孕期，孕妇平躺时，增大的子宫压迫了脊柱前方的下腔静脉，致使心率加快、血压下降，孕妇会感到头晕、恶心、焦虑不安，直到她们变化姿势时，这些状况才会消失。为了避免这种情况，孕妇应该选择侧卧。

 9. 如何防治头晕眼花

 （1）保持心态的平静和放松。

（2）多吃清淡的食物，注意营养的均衡，不要刻意进补。另外，为防止脱水，白天应该多喝水，每晚保证至少有六至七小时的睡眠。

（3）避免到人多、空气不流通的场所，建议应多到公园、野外、空气流通、氧气充足的地方，减少缺氧的发生。

（4）如果经常出现头晕眼花现象，应及时到医院就诊，排除病理性贫血、低血压或高血压、营养不良或心脏病等的可能性。

（5）如果发生在妊娠晚期，特别是伴有水肿、高血压等时，尤应引起高度重视，它常是某些严重并发症如子痫的先兆，应尽快就诊。

 10. 孕妇睡眠应注意什么

（1）孕妇睡前可适当洗个热水澡或泡泡脚，放松心情，这会有一定的镇静催眠作用。

（2）睡前给卧室通风。夏季天气炎热时，可适当吹电风扇或空调，但注意勿直吹，且时间不宜太久，避免着凉。

（3）睡眠姿势：在孕早期，由于子宫增大不是很明显，睡眠时无须特意注意体位姿势，以舒适为原则。到了妊娠中晚期，随着子宫、胎儿及胎盘的增大，应以侧卧位为主，左侧及右侧都可，左侧卧位最佳，可以保证子宫血流畅通及良好的胎盘血液灌注。但是几乎没有任何一个人能做到睡眠中一个姿势不变，所以适当地变换一下姿势也是可以的。

（4）保证充足的睡眠时间，同时还需坚持睡午觉，但时间不要太长。

（5）保证良好规律的作息习惯，早睡早起。建议每晚 10 点之前上床入睡，勿熬夜。

（6）有静脉曲张或腿脚水肿的孕妇，在睡觉时可把脚部适当抬高。

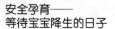

11. 孕妇可以正常上班吗

　　怀孕、生产是一个正常的生理过程,如果不是习惯性流产、先兆流产、上班环境或工作强度不适合孕妇等特殊情况,建议一般的上班族孕妇应该坚持正常上班。因为孕妇在正常上班时,可以继续与同事、朋友等保持接触,增加社会活动的机会,对于保持孕妇的心情和身体状况都会比较好,尤其在孕晚期的时候,适当的活动会使孕妇生产时更加顺利。

　　如果上班过程中出现异常情况,比如腹痛或腹部坠胀不适、有阴道流血或流水等提示有先兆流产或先兆早产的风险时,应及时去医院就诊,停止正常上班,在家休息,必要时保胎治疗。

12. 上班族孕妇应注意哪些事情

　　(1)上下班路上注意避开交通高峰时间。

　　(2)向上司和同事表明你的孕妇身份,以在工作上得到更多的照料和帮助。也可以让一些吸烟的同事了解孕妇的状况,做好回避。

　　(3)选择舒适得体的孕妇职业装。这既能增强自己的自信心,又不妨碍工作,还很方便舒适,也不会显得身材很臃肿。

　　(4)上班族孕妇禁止穿高跟鞋。

　　(5)上班族孕妇在外就餐时,要注意均衡摄取必需的营养素,同时注意饮食卫生。可以在办公桌抽屉里放些小点心、奶制品或水果等,饿时吃一点,以补充能量。

　　(6)同事抽烟时要注意避开,避免被动吸烟,影响胎儿,同时别忘记经常开窗换气。

　　(7)工作时注意劳逸结合,久坐或久站易导致身体过于疲劳,增加流产、早产的风险。应该在工作间隙及时休息。

　　(8)注意工作强度,避免搬运重物,避免从事身体受到震动和冲击的工作。

（9）勤上厕所，不要憋尿。

（10）工作过程中远离职场压力，保持心情舒畅，避免精神过度紧张，空闲时可以听听音乐，做做深呼吸。同时要动静结合，可适当做一些孕妇保健操。

（11）在工作中，若出现下腹疼痛、坠胀不适、少量阴道流血等异常情况，应立即停止工作，及时去医院就诊。

 13. 怎样缓解孕期疲劳

（1）顺应身体的自然需要，尽可能多休息。晚上早点就寝并保证充足的睡眠时间。养成每天午睡的习惯。即使是 15 分钟的小睡也能起到关键性作用。

（2）尽量调整时间安排，取消不必要的社交活动，家务活也可以暂时放到一边。

（3）建议孕妇应该采取少量多餐且健康均衡的饮食方式，必要时还得配合特殊的饮食，如有些孕妇会出现生理性的贫血，就得额外增加铁质的摄取。适当的矿物质如钙、铁及充足的维生素等能舒缓身体的不适，其中又以维生素 B 群最具有消除疲劳的功效。

（4）每天适当进行一些轻快的运动，如散步和孕妇体操。这既能缓解身体疲劳，又能放松心情。散步时夫妻同行，是调节和保持孕妇良好精神状态的妙方，对孕妇和胎儿的身心健康均有收益。

（5）听音乐，选择一些优美抒情的音乐或胎教磁带来听，不仅能给人美的熏陶和享受，而且还能使人的精神得到有效放松，保持心情愉悦。

（6）按摩身体、放松肌肉、泡脚等也能缓解疲劳。

如果以上方法均不能改善孕期疲劳的情况，则需要及时就医，排除病理因素导致的孕期疲劳。

14. 孕妇可以开车吗

　　这个问题要具体情况具体分析,而不能一概而论。

　　一般情况下,在注意保护腹中胎儿的前提下,孕妇开车对胎儿不会有太大的影响。但是,孕妇若为驾驶新手,由于开车并不熟练,容易出危险,加上精神高度紧张,对腹内胎儿也不好,因此不建议开车。到了妊娠晚期,腹部已明显隆起,为了避免急刹车时撞击到子宫,准妈妈也最好减少开车次数。

　　另外,孕妇不宜开新车。由于新购置的车中皮革、化学溶剂等气味很重,空气污染严重,不利于孕妇腹中胎儿的健康。

　　一般在市区开车,路程短,速度慢,路面颠簸少,孕妇可以开车,但如需长途驾车,则孕妇应该尽量避免自驾车。

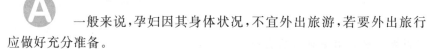

 15. 孕期可以外出旅游吗

　　一般来说,孕妇因其身体状况,不宜外出旅游,若要外出旅行应做好充分准备。

　　(1)旅游最佳时机:如果怀孕状况顺利,旅游时间可以考虑在孕期最稳定的中期,即怀孕 4～6 个月。

　　(2)旅游地点的选择:孕期旅行最好选择短途旅游,避免过度疲劳;过热或过冷、卫生条件差、医疗落后和高海拔地区的旅游景点不要去;疑有传染病流行地区不要去,荒郊野外、荒岛或交通不便的地区不要去。

　　(3)出游前制订合理的旅游计划。要事先了解旅游地点的气候,以及当地的医疗资源,最好事先查明当地的紧急医疗救护电话及最近的妇产科医院地址。

　　(4)出游前要接受一次产前检查,务必向主治医师讲明自己的旅游计划,征求医生的意见,能否旅游,以及旅游的注意事项。

　　(5)旅行时随身携带保险卡、孕妇手册、备用药品。

（6）充分准备行李。除了宽松舒适的衣鞋之外,最好携带一个枕头或软垫,以便乘车时使用。

（7）旅程中多安排休息时间。孕妇易疲倦,行程安排不要太紧凑,运动量不要太大或太刺激,保证充分的休息。

（8）出行物品:孕妇本身的卫生用品,以及可以清洁公用马桶盖的消毒喷剂等。

（9）饮食方面,避免吃生冷、质量无保证的食物,同时多喝开水,多吃水果。

（10）要准备一些药品,如外用的酒精、碘伏等。

（11）当出现肚子痛、阴道出血、腹部被撞击,以及头晕、心悸、眼前发黑、出冷汗等缺氧等症状时,应立即将孕妇带离拥挤的地方,并及时去医院就医。

（12）存在以下情况不宜旅游:有反复流产、早产史;孕期曾出现腹痛和阴道出血等先兆流产症状;多胞胎妊娠;有合并症(如高血压、糖尿病、心脏病、严重贫血等);慢性器官功能异常,需要经常就医或长期服药。

 16. 晒太阳对孕妇有什么好处

阳光给予人光和热。晒太阳不仅能给人温暖,促进血液循环和新陈代谢,还能增强人体对钙、磷的吸收,避免骨质疏松。妇女怀孕后,吸收阳光给予的"营养",更是不可缺少。

好处一:预防抑郁症。常晒太阳有利于防止孕妇情绪波动,减少抑郁症的发生。

好处二:增强免疫力。因为阳光中的紫外线有杀灭病原微生物的作用,并可增加钙的吸收,所以常晒太阳还可以增强孕妇的抵抗力,预防各种感染。

好处三:预防骨质疏松。常晒冬阳可增强孕妇身体对钙、磷的吸收,降低孕妇骨质疏松症的风险,减少佝偻病儿的发生率。

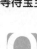 17. 孕妇洗澡有哪些讲究

（1）注意室内温差不要过大。洗澡前后的温差过大，很容易刺激孕妇的子宫收缩，造成早产、流产等现象。

（2）洗澡水温以 27℃～37℃ 为宜，和体温差不多或者比体温略高。

（3）洗澡时间不能太长，以 10～20 分钟为宜。

（4）洗澡频率应根据个人的习惯和季节而定，每天一次或 3～4 天一次不等。

（5）洗淋浴，不可盆浴或坐浴，因盆浴或坐浴容易使细菌进入阴道，造成阴道炎、附件炎等疾病。

（6）不要让热水长时间冲淋腹部。

（7）不锁浴室门。孕妈妈洗澡时要注意室内的通风，以免发生晕厥。最好不要锁门，以便万一晕倒、摔倒时可得到及时救护。

（8）适当按摩：洗澡时，孕妇最好使用温和、无刺激的洗发水和沐浴液，动作轻柔地清洗身体，并适当地按摩。这会使自己十分放松。

（9）进出浴室注意安全，防止滑倒，必要时请准爸爸进行陪护。

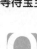 18. 孕妇洗脚有哪些讲究

泡脚可以缓解疲劳，到孕晚期，泡脚还可以减轻腿脚水肿现象。孕妇洗脚要注意以下几点：

（1）孕妇泡脚时水温不宜过高，35℃～40℃ 为宜。不宜泡得出汗，只要感到舒适即可。

（2）泡脚的时间不宜过长，一般 15 分钟左右就可达到活血通络的效用。

（3）一般建议清水泡脚，不可用中药泡脚。

（4）泡脚时不宜进行脚底按摩，以免引发早产或流产。

（5）饭后或者空腹时不适宜泡脚。

19. 为什么孕妇容易出汗

 孕妇容易出汗多是正常的生理现象。这是因为孕妇在怀孕期间雌激素增加,血中皮质醇结合球蛋白浓度增加,导致肾上腺皮质功能处于亢进状态,加之孕期基础代谢率增高,植物神经系统功能随之发生变化,引起血管舒缩功能不稳定,皮肤血流量增加,导致出汗增多。

 20. 孕妇如何应对暑热天气

 夏日炎炎,暑气正盛。孕妇如何度过暑热天气呢?

(1)夏天孕妇皮肤的汗腺分泌增多、出汗较多,而且阴道分泌物也会增加、白带增多,因此要勤洗澡、勤换内衣裤。衣料的选择应讲究透气性和吸湿性,要穿宽松、舒适、简单、棉质的衣物。

(2)夏季孕妇的饮食原则是清淡而有营养,同时一定要注意饮食卫生,饮食不洁会引起消化道感染,严重的会导致子宫收缩,面临早产可能。切忌口渴才饮水,喝水原则是少量多次。

(3)保证充足的睡眠,培养午睡习惯。夏天孕妇的体力消耗较大,很容易感到疲劳,因此应每日午睡并保证充足的夜间睡眠时间。夜间睡眠时不可贪凉,要避开风扇和空调的出风口,不可久吹风扇或久开空调。

(4)暑热天气,应尽量减少户外活动,特别要避免在中午高温时段外出,即使外出也要戴防晒帽或打伞。

 21. 孕期腿脚肿正常吗

 孕妇在孕期,尤其是到中晚孕期,经常在下肢足踝的两侧、足

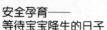

背及小腿前面出现"凹陷性水肿",严重时可由踝部及小腿延至膝以上。

这种肿胀可以分为两种,一种是生理性水肿,另一种是病理性水肿。孕期生理性水肿主要与孕期血容量增加、血管通透性增加、下肢静脉压增高等有关,一般休息 6～8 小时后水肿可逐渐消失。病理性水肿主要原因是妊娠期高血压、营养不良性低蛋白血症、贫血等引起的低渗透压性水肿,一般卧床休息后不消退,常伴有高血压、蛋白尿。

生理性水肿是正常的,但病理性水肿是异常的。如果孕妇出现以下情况,需及时至医院就诊,排除病理性水肿:休息后水肿不能消退,或者是范围逐渐扩大;妊娠晚期体重每周增长大于 500 克,或者是伴有头痛、头晕等不适症状。在出现以上症状时,就要警惕发生妊娠高血压的可能性,需及时到医院做全面检查。

 22. 孕期腰痛是咋回事,能治吗

孕妇腰疼的生理原因主要有以下几种:①胎儿、胎盘、羊水增多,腹部沉重,孕妇不能保持正确的姿势,腰椎负重过大,腰部肌肉疲劳,从而导致腰痛。②孕期体内激素水平变化导致骨盆韧带和肌肉松弛,导致孕妇腰疼。③运动不足,人的基础体力下降,不能保持正常的姿势,从而引起孕妇腰疼。

孕妇腰痛的病理原因在不同孕期是有差别的,早孕期腰痛若伴随阴道出血,要注意是否有早孕流产或是宫外孕的可能。中晚孕期腰痛若伴有坐骨神经痛,可能是缺少维生素 B_1 所致;若伴有腿"抽筋",可能是缺钙。晚孕期孕妇腰疼若伴有阵发性宫缩多提示临产可能。

通过一些简单的调整护理,生理原因导致的孕妇腰疼一般可以得到不同程度的改善:①扎腹带或者孕妇专用腰带用以支撑腰部。②孕妇站起、坐下不要过快,最好手上要有扶着的助力物体(如桌子、椅子)。③选择比较舒服的鞋子。④保持正确的站立姿势,两腿微分,后背伸直,挺胸,收下颌。如果姿势正确,大肚子也不会很显眼。⑤睡眠时可采用侧卧位、双腿屈曲的卧位姿势,以减少腰部的负荷。⑥避免弯腰等腰部过多或过度的活动。⑦不要睡太软、腰部容易下陷的床垫。⑧适当地做一些孕妇体操或游泳，也可以预防或减轻腰疼。

 23. 孕期乳房胀痛怎么办

 孕期由于胎盘绒毛分泌大量雌激素、孕激素，使乳腺细胞增生，乳腺腺管和腺泡增多、乳腺小叶增生、乳房增大，伴有不适、发胀感甚至胀痛，有时乳头和乳晕也有可能会出现刺痛，乳房受挤压时症状更明显，这是怀孕后正常的生理现象。正常因怀孕引起的乳房胀痛持续时间很短暂，通常从孕 4～6 周开始，一般在进入孕中期就会结束，严重者可持续整个孕期。

病理性胀痛常见于乳腺增生、乳腺炎和乳腺癌，需要就医。准妈妈在孕前可做乳腺检查，排除乳腺疾病。

减轻孕期乳房胀痛的方法：①选择适合自己乳房的乳罩，这是减轻乳房胀痛的最好办法。尽量选择棉质乳罩，定期根据乳房大小更换乳罩。可以购买孕妇专用乳罩，这种乳罩比较柔软，透气性好。②保持乳房部位的干净，经常清洗乳头。在洗澡擦洗时动作一定要轻柔。③可以采用热敷、按摩等方式来缓解乳房的不适感。

如以上措施不能有效缓解乳房胀痛，应及时就诊。

24. 怎样处理乳房的小问题

(1)溢奶：一般在分娩前不会有乳汁分泌，个别孕妇会有少量淡黄色稀薄液体流出(或称为"初乳")，挤压乳头时更加明显，称为溢奶。

处理方法：①如果溢奶不是很多，无须特殊处理，只要及时用温水清洗，并用柔软的干毛巾擦拭干净即可，避免因清理不干净而导致细菌滋生。

②如果溢奶较多或持续时间较长,此时可有意识地减少液体食物的摄入,如汤、水、粥等食物,有效控制水分的摄入,从而降低溢奶的程度。

③如果溢奶较多,可以在乳罩内垫上防溢乳垫,可以避免乳汁向外渗透。

(2)副乳:副乳是女性常见的一种乳房发育畸形,常为发育不全的组织,大多位于正常乳房的下内侧,或在正常乳房上方靠近腋窝处。

在怀孕期间长出副乳是不会影响胎儿健康发育的,也不会影响哺乳,随着孕期的增加,副乳也会增大,产生分泌物。分娩后,一般副乳腺体会变软、缩小,变得不那么明显,但是不会消失。副乳如果没有症状(如分泌乳汁、胀痛等)可以不用治疗;如有症状,可在分娩后就诊于乳腺外科决定是否需要进一步治疗。

(3)乳头凹陷:即女性乳头不突出于乳晕的表面,甚至凹陷沉没于皮面,局部如同火山口状的现象。

乳头变平或者凹陷与怀孕并没有必然的联系,但很可能会影响乳汁的顺畅排出,从而影响哺乳的正常进行,所以孕妇要给予纠正。

轻度的乳头内陷可通过非手术保守治疗得以纠正,一般通过牵拉法、挤压法、负压法等牵拉出乳头。治疗时机最好选择在婚前或妊娠晚期进行。严重的乳头内陷需行乳头内陷矫正手术解决,一般应在孕前实施。

确实不能纠正者,可在产后哺乳时用辅助乳头罩放在乳头上,宝宝经乳头罩上的乳头吸吮。

Q 25. 孕期可以吹空调和电扇吗

A 盛夏天气炎热,孕妇比常人更容易发热出汗,如果散热不及时,对母子的影响都很大。因此在孕期空调、电风扇只要利用得当,还是利大于弊的。但在孕期吹空调和电风扇需注意以下几点:①孕妇出汗时不适宜直接吹空调或电风扇,否则极易受凉感冒。②注意空调温度的设置,一般定在 25℃～28℃ 即可,避免室内外温差过大。③经常开窗通风换气,避免长时间待在空调房内,预防感冒。④避免直接从温度较低的室内到温度较高的室外,可以事先关闭空调或先到阴凉的室外活动适应一下,再行出门。⑤空调里也有灰尘和细菌,应定期对空调做一下深度的清洗以及保养。⑥睡觉时使用电风扇应将其调至微风摇头状态,勿长时间吹;使用空调时注意腹部保暖。

 26. 适宜孕妇的运动有哪些

（1）散步。这是孕期最佳的运动方式,适用于妊娠各个阶段。通过散步,孕妇可以稳定情绪,增进食欲和睡眠,保持肌肉健康,有利于顺利分娩。每天散步时间的总和在1～2个小时比较好。孕妇也可根据自己的感觉来调整,以不疲劳为宜。散步时间以每天早上起床后和晚饭后为最佳;散步时行走要缓,以免身体振动幅度过大,妊娠早期和晚期尤需注意。

（2）游泳。这是孕中期很好的运动方式。游泳能改善心肺功能,增加身体的柔韧性,增强体力,促进孕妇的血液循环,有利于为胎儿输送营养物质,还有助于排出胎儿所产生的废物。但需注意的是,游泳池水一定要干净合格,以免发生感染。

（3）瑜伽和普拉提。这也是孕妇运动中不错的选择,现在已经有专门为准妈妈设计的"孕妇瑜伽"和"孕妇普拉提"。

（4）打太极拳。

（5）孕妇保健操和广播体操。做此项运动时,要避免跳跃、扭曲和快速旋转的动作。

（6）跳舞,如交谊舞,边听乐曲边舞蹈,既能锻炼身体,又能放松心情,愉悦身心。

运动时应注意以下几点:①运动强度要适当。运动时心率需保持在每分钟140次以内,测量心率可以使用仪器,也可以用说话测试。即在锻炼过程中不能正常说话,则说明心率过速,活动过量了。②运动时间不宜超过20分钟,散步可适当延长时间。③运动前中后三个阶段都要尽量补充水分。④运动中孕妇应避免过度劳累与心跳过快,如出现晕眩、恶心或疲劳等情况,应立即停止运动;如发生腹痛或阴道出血等情况,要及时去医院检查。

 27. 什么是安全孕妇瑜伽

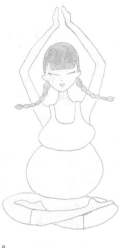

"孕妇瑜伽"现已成为风靡世界的产前保健操。它主要以瑜伽的规则为基础,结合专业的妊娠和分娩知识,精心挑选了有益孕妇身体健康且绝对安全的练习姿势,是现代女性孕期理想而且安全的锻炼方式。

在生理上,孕妇瑜伽可以帮助孕妇缓和及排除一些不适感。在情感上,呼吸练习、放松功法和日常冥想练习为孕妇提供了一个自我体会情感和重新调节精神平衡的契机,也有助于孕妇同腹中胎儿的心灵沟通;对于消除恐惧、压力和焦虑作用显著。从具体动作来看,孕妇瑜伽包括了种类丰富的体式练习,如站立式、扩展背部和胸腔的练习、坐立式、下蹲和臀部伸展式、轻度扭曲的体式、呼吸和放松的练习。这些动作并不比孕妇平时的站立坐卧更为剧烈或危险。

孕妇练习瑜伽可参加专业的孕妇瑜伽培训班。专业的孕妇瑜伽教练会根据个性化需求和怀孕的阶段,变换练习的瑜伽体位,并调整练习时间。

 28. 孕期散步有什么好处

散步是孕妇最适宜的运动方式,它不受条件限制,可以自由进行。孕期散步可以给孕妇带来很多益处：①散步可以使孕妇肌肉的力量得到锻炼而加强，增强了孕妇的耐力。②散步时，呼吸新鲜空气，增加肺部换气功能。③散步时可以同时欣赏大自然美景，愉悦心情，消除烦躁和郁闷，稳定情绪。④散步可以帮助骨盆运动，有助于分娩时减轻疼痛，增加顺产概率。⑤散步可改善孕妇脚部的血液循环，从而促进全身血液循环，加快新陈代谢，排除身体内的废物。⑥通过散步，刺激脚下的诸多穴位，可以调理脏腑功能，健力祛病。⑦散步过后，会产生稍微适度的倦怠，有助于增进食欲和睡眠。

注意：①散步不宜在饭后马上进行，尽量选择清晨和晚饭后半个小时比较好。②散步地点宜选择花草茂盛、绿树成荫的公园和熟悉的乡间小路。③散步宜选择风和日丽的天气，不能选择在雨后、雪后锻炼，以免路滑，发生危险。④散步时应避开车多、人多、不平的线路。

 29. 胎动异常如何应对

A 妊娠满 4 个月后，母体可明显感到胎儿的活动，即胎动。胎动是胎儿在宫内状况是否良好的重要征兆。胎动正常，表示子宫胎盘功能良好，胎儿在子宫内健康生长发育。胎动突然减少、增多、变快或变慢都表明胎动异常，是胎儿可能缺氧的求救信号。因此每个孕妇都要学会观察胎动。

一般缺氧初期往往胎动增多，胎儿会因缺氧而变得躁动不安，表现为胎动频繁，当胎儿宫内缺氧继续加重时，胎动逐渐变弱，次数减少，这是胎儿缺氧较严重的标志，若此时未能得到及时有效治疗，胎儿就会因严重缺氧而死亡。

孕妇如果每日能认真记录胎动情况，发现胎动频繁或减少时应立即去医院检查，使医生得以采取及时有效的治疗措施，挽救胎儿生命。

Q 30. 孕期有痔疮怎么办

A 　　孕妈妈因妊娠期的特殊生理变化,容易患痔疮。在妊娠期患痔疮后,一般不主张手术治疗,而选用保守疗法,等到产后再行进一步治疗。

保守疗法:

(1)加强饮食调理,保持大便通畅,每天适当活动。饮食上适当多吃含纤维素较多的食物,每天补充足够的水分,水果以香蕉最佳;一些润肠的食品如蜂蜜等有助于促进排便。平时尽量避免久坐久站。

(2)保持肛门清洁,养成良好的生活习惯。怀孕时应尽量少吃辣椒、芥末等刺激性食物,减少对直肠、肛门的不良刺激。便后要进行肛门清洗,避免残留的粪渣刺激肛门周围的皮肤。每天坚持做提肛运动加强肛门锻炼。切忌忍着不排便,以免造成排便不易,加重痔疮。

(3)选择正确的药物治疗。避免使用含有麝香成分的痔疮药物,以免发生流产或早产。

手术治疗:如果痔疮症状严重需手术者,需选择合适的手术时间进行手术。一般选择妊娠中期,胎儿比较稳定,实施手术相对来说比较安全,但仍要注意麻醉方式的选择和使用药物的安全性。

Q 31. 妻子怀孕后丈夫该怎样做

A 　　(1)戒除烟酒等不良嗜好,节制性欲,尽量避免性生活,尤其是在孕早期和孕晚期应绝对避免性生活。

(2)与妻子共同学习有关怀孕、分娩、育儿的知识,学习一点妊娠的生理知识,认识到哪些情况可能会出现,应如何帮助妻子解决难题,出现哪些情况应该及时到医院去检查,妻子在妊娠各期应重点注意哪些内容等。

(3)与妻子共同承担怀孕阶段的保健活动,如按时陪同妻子定期检查身体、及时记录胎动、胎心、早孕反应以及其他情况,为医生提供参考。

（4）合理安排好妻子的生活，包括调整饮食，保证妻子的睡眠与休息，分担家务劳动、适当进行体育活动及娱乐，使妻子的心情愉快，劳逸结合。

（5）经常与妻子交流情感，了解妻子的心理状态与需求，调节好妻子的情绪。更重要的是使妻子产生一种安全感，减轻妻子在孕期的压抑、沮丧情绪。

（6）外出时做好妻子的"保镖"，避免发生意外。节假日工作之余，丈夫可以陪伴妻子到空气清新的地方散散步，而且应尽量每天坚持一定时间的户外活动。

（7）协助妻子做好孕期的家庭自我监护，如自数胎动，与妻子一起做胎教，既可增加夫妻感情，又可使父亲与胎儿建立深厚的感情。

（8）为妻子分娩与孩子出生做好精神上、物质上的准备。可以请教一些有生育经验的朋友或咨询主管医师，提前做好产妇住院及出院物品的准备、出院后家庭环境的准备，检查孩子用品是否齐全、住院及出院时与家人的联系方法和有关交通工具的安排，以防情况突然发生时手忙脚乱。

 32. 准爸爸怎样关注妻子的妊娠反应

因个体差异，每个准妈妈妊娠反应的表现不同、轻重不同、持续的时间也不同。尽管大部分属于正常现象，经过适当休息、调节饮食或少量用药后便可逐渐减轻乃至消失，但这个过程也需要丈夫的细心、关心和贴心。

（1）调节妻子的情绪。可以通过一起散步、听音乐、聊天等方式放松妻子的心情。保持心情愉悦可以很大程度地减轻妊娠反应。

（2）做好后勤工作。调整妻子的饮食，刺激妻子的食欲，主动分担家务劳动。

（3）由于妊娠反应等不适感，有的孕妇性情也可能会发生一些变化，如急躁、任性、挑剔等。做丈夫的要理解、包容这些变化，不要在小事上和妻子斤斤计较。

（4）学习一点妊娠的生理知识，了解妊娠期间可能会出现哪些反应，

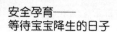

应如何帮助妻子解决难题，出现何种情况应该及时到医院就诊。

 33. 如何发现妻子的异常情况

妻子怀孕后，作为丈夫，应当更加关注妻子的生活，如有异常情况要及时发现、及时处理。

（1）孕早期出现腹痛、阴道流血，大多见于早孕流产，但尚需排除葡萄胎、异位妊娠的可能。需及时到医院就诊。

（2）孕早期出现恶心呕吐是正常的早孕反应，可以不必就医；但如果出现频繁的恶心呕吐，不能进食，并伴有明显消瘦、全身乏力等，应考虑为妊娠剧吐，应及时就诊。

（3）小腿抽搐：孕妇有时会发生手足抽搐现象，尤以小腿抽搐较为常见，常在夜间发生，多见于妊娠5个月以上孕妇，其原因多数为缺钙引起。

（4）皮肤瘙痒：孕期出现皮肤瘙痒的原因极多，如妊娠纹出现、皮肤过敏、孕期代谢旺盛、分泌物增加以及孕期胆汁淤积症等。其中以胆汁淤积症对胎儿的影响为大，严重时可致胎儿死亡。因此，如果孕妇在孕中晚期出现皮肤瘙痒，应引起注意，及时到医院就诊，以排除胆汁淤积症的可能，确保孕妇和胎儿的平安。

（5）妊娠中晚期，出现休息后仍不能缓解的下肢水肿，尤其伴有头痛、头晕、眼花等症状，应及时到医院就诊，排除妊娠高血压综合征。

（6）孕中晚期出现无痛性阴道流血。高度怀疑前置胎盘，应立即去医院就诊。

（7）患有重度妊娠高血压综合征或者腹部受到撞击的孕妇，如果突然出现腹痛，则怀疑胎盘早剥，应立即去医院就诊。

（8）阴道流水：孕妇如果在临产前出现阴道流水，则高度怀疑胎膜早破。胎膜早破无论发生在任何时间都应及时就诊。

（9）胎动异常：胎动较以往状态突然增多或者减少都应及时就诊。

34. 如何安抚妻子的紧张和不安

 孕妈妈在怀孕期间,由于各种身体的生理变化、妊娠期间的各种妊娠反应、对胎儿的种种担心等多种因素导致孕妇常常会紧张不安,情绪上变得易激动、烦躁、恐惧等。因此,在妊娠期间,丈夫一定要尽己所能让妻子保持愉悦的心情,要用温存与体贴、快乐和幽默、理解加包容,安排好妻子的物质生活与精神生活,在关键时刻给妻子以现实与精神上的双重支持。

(1)关注妻子的妊娠反应,合理安排好妻子的饮食生活,尽量满足妻子的饮食需求。

(2)创造舒适、温暖的家庭居住环境,保证妻子有充足的睡眠和休息。

(3)经常与妻子交流情感,认真聆听妻子的倾诉,了解妻子的心理状态与需求,使妻子产生一种安全感,减轻妻子在孕期的压抑、沮丧情绪。

(4)陪同妻子定期检查身体,及时发现妻子的异常情况,并陪同处理,给予言语上的安慰和精神支持。

(5)经常陪同妻子散步、聊天、欣赏音乐,放松心情。

(6)选择适当时机和地点做一下短途旅行,到大自然中呼吸新鲜空气,欣赏美景。

为孕妻和胎儿创造舒适的环境,使妻子保持良好的心境是丈夫义不容辞的责任。

 35. 孕晚期必须帮妻子做哪些事情

 (1)充分做好准妈妈的饮食安排和调理工作,为分娩积蓄能量。增加蛋白质、钙、铁等营养素的供给,限制脂肪和碳水化合物等热能的摄入,控制准妈妈的体重和胎儿的体重,避免胎儿过大导致分娩困难。

(2)陪同妻子一起做产检,一起了解整个分娩过程,关注妻子的异常情况,及时就医。

(3)主动承担家务,保证妻子充足的休息和睡眠。

(4)孕晚期准妈妈由于体重的增加,腹部的增大,生活会有诸多不便,如一些需要弯腰去做的事情做起来就比较困难,比如洗脚、洗头和剪脚趾甲。这时就需要准爸爸来帮助完成。

(5)外出时准爸爸应尽量陪同,充当出行保镖,保护妻子的安全,避免妻子遭受意外伤害而导致早产。

(6)陪同妻子一起对胎儿进行胎教,监测胎动,做好家庭中的妊娠监护。出现胎动异常时要及时就诊。

(7)避免性生活,以防诱发宫缩,导致胎膜早破或早产。

(8)要为妻子分娩做好充分的准备,包括经济上、物质上、环境上和知识上的全面准备,要和妻子一起学习哺育、抚养婴儿的知识,检查孩子出生后用具是否准备齐全,不够的要主动补充准备。

(9)监督妻子适当加强运动,如做孕妇保健操、瑜伽、散步等运动,为分娩做准备。

(10)在精神上多给予安慰和鼓励,引导孕妈妈学会自我放松和自我平衡,缓解孕妈妈的紧张情绪。

(11)准备好待产包,包括去医院要带的物品,去分娩医院的联系电话、乘车路线和孕期所有检查记录。

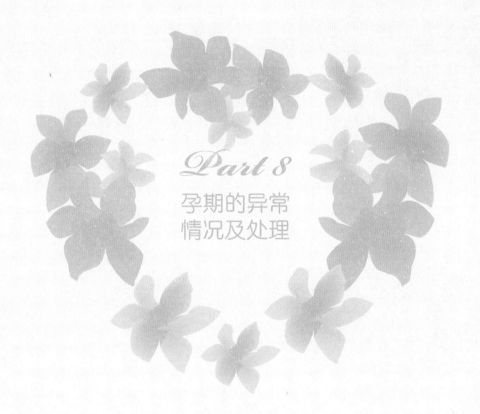

Part 8

孕期的异常
情况及处理

宝宝，爸爸妈妈想对你说：

1. 孕期发烧有危险吗

　　孕期准妈妈发烧可以有很多原因,常见病因是上呼吸道感染(如病毒性感冒、气管支气管炎等)和泌尿系感染。如果是在孕早期(孕5~13周胎儿形成期)发烧,尤其是高烧超过 39℃,可能会引起胎儿畸形、神经管缺损、胚胎停育、自然流产等。在孕中期,低热对宝宝的不良影响要小一些,但高热依然会对胎宝宝的发育有危害。到了孕晚期,胎宝宝的器官已经逐渐接近成熟,大部分发热不会影响胎宝宝的发育,但导致发热的炎症反应可以诱发宫缩从而引起胎膜早破、早产等。

　　需要注意的是,造成发烧的病原本身对母体及胎儿的伤害,要比发烧来得更重要。例如,如果发烧是由风疹病毒感染所引起,那么病毒对胎儿的伤害会远超过发烧本身所造成的热伤害。

　　所以,孕期发烧或轻或重都会对胎宝宝和准妈妈有危害,要及时退热,并需找出发烧的病因进行治疗。

2. 孕期感冒能吃药吗

　　整个孕期内胎宝宝都在生长发育,孕早期尤其是致畸敏感期,并且孕期内用药后药物不易代谢,所以在孕早期感冒最好不吃药。孕中期和晚期感冒可以吃药,但药物的选择上要慎重,尽量选择对胎宝宝影响小的药物。

　　截至目前,感冒药只能减轻咳嗽、发烧、喉咙痛及流鼻水等症状,无法杀死流感病毒。因此,如果感冒症状较轻,如流清涕,打喷嚏等,对胎儿影响不大,可以采用多休息、多饮水、适当多吃含维生素 C 高的水果蔬菜等治疗方式。如果病情逐渐缓解,就可以不必用药了。感冒症状较重的,如发热、咳嗽咳痰等,则需要药物治疗。准妈妈最好到医院就诊,咨询医生如何用药。

3. 孕期呕吐是正常现象吗

怀孕早期发生的恶心呕吐是一种正常的生理现象,称为早孕反应。在妊娠早期(停经6周左右),由于孕妇体内绒毛膜促性腺激素增多,胃酸分泌减少及胃排空时间延长,导致头晕、乏力、食欲不振、喜酸食物或厌恶油腻、恶心、晨起呕吐等一系列反应,统称为早孕反应。大部分孕妇会有早孕反应,但是也和每个人的体质有关系,不能用早孕反应的有无或严重程度来判断妊娠是否正常。妊娠反应一般在妊娠12周后自然消失,食欲恢复正常。有些孕妇呕吐时间比较长,直到16~18周才消失。对此不必过于担心,通常对孕妇及胎儿没多大影响。妊娠呕吐一般不需要治疗,只要保持心情愉快,情绪稳定,注意休息即可。但要提醒孕妇的是,并非所有的呕吐都是早孕反应。那些吐得特别厉害的孕妇可能成为妊娠剧吐,代谢变得紊乱,必须去住院输液治疗。妊娠呕吐还需要排除急性胃肠炎、病毒性肝炎等疾病所造成的呕吐。

4. 孕期患阴道炎怎么办

孕妇患阴道炎的现象较为多见。其中最常见的就是真菌性阴道炎。其次,细菌性阴道炎和滴虫性阴道炎也较常见。一旦出现阴道炎症,要及时就诊。孕期不宜使用药物进行阴道冲洗。常见治疗真菌性阴道炎的药物一般为孕妇可选择使用的B类药物。孕早期用药需特别谨慎。如果病情严重,医生会在孕3个月后,建议采用凯尼丁等栓剂局部治疗。真菌惧怕高温,所以最好每天将换下的内裤用60℃以上的热水浸泡或煮沸消毒。考虑到药物的安全性问题,滴虫性阴道炎在孕早期尽量不用药。孕3个月之后,医生会根据病情对孕妇进行安全用药。滴虫感染的直接途径就是性生活传播。所以,丈夫最好也到医院进行检查以及相应治疗。同时,生活中,要避免与家人共用毛巾、浴盆、坐厕,内衣不要一起洗。细菌性阴道炎多是通过性生活传染，所以丈夫也一定要进行防治。

 5. 孕期便秘怎么办

　　大多数准妈妈在孕期都会发生便秘。孕酮使胃肠蠕动变慢，胀大的子宫对排便肌肉的压迫等都可造成便秘。孕妇便秘的发生也与运动不足、饮食习惯不良等因素有关。

　　预防便秘主要方法有：多吃含纤维素的食物，如荞麦、糙米、玉米、红薯、芹菜等；多吃香蕉、苹果等水果；平时多喝水，补充足够水分，晚上睡觉前喝一杯蜂蜜水；适当增加散步一类的轻度运动；平时要养成定时排便的习惯，最好是每天清晨大便一次。

　　发生便秘可用润肠剂和轻泻药治疗，如蜂蜜每次 50 克，日服 2 次等。此外，用开塞露及甘油栓剂挤入肛门内，也有暂时通便的作用。但是千万不要服用蓖麻油、番泻叶等刺激性泻剂，因其可引起子宫收缩而导致流产或早产。不能用润滑性泻剂（液体石蜡），因它可减少母体对脂溶性维生素（A、D、E、K）的吸收，使新生儿易发生因缺乏维生素 K 而导致的出血。可以使用乳果糖、山梨醇、盐水等渗透性泻剂。

 6. 孕期腹泻怎么办

　　孕妇腹泻最常见的原因是消化道的感染，其次是食物中毒或其他部位的病毒感染，此外妊娠晚期的急性脂肪肝也常有腹泻表现。

　　孕妇一旦发生腹泻，主要治疗措施：一是适当补液，补足因腹泻丢失的水分和电解质，尤其是钾离子；二是要密切观察胎儿有无早产或流产的征兆。孕妇使用抗生素要特别小心，使用前应咨询产科医生。孕期腹泻也可服用一些微生态制剂以调整肠道菌群。患腹泻的孕妇大多可在 24

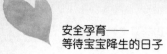

～96 小时后恢复正常，如治疗无效，应进行粪便细菌学培养和药物敏感试验，同时进行肠道原虫与寄生虫检查，必要时联合消化内外科进行诊治，以查找一些罕见病因。

Q 7. 孕期牙龈出血怎么办

A　牙龈出血是一些孕妇常见症状。妊娠后，由于体内雌激素、孕激素增多，使牙龈毛细血管扩张、弯曲，弹性减弱，以致血流淤滞及血管壁渗透性增加，从而导致孕期易发生牙龈出血，这在医学上称作"妊娠期牙龈炎"。孕前原有的牙周疾病会在孕期加重而发生出血。全身性疾病如血液病，也是引起牙龈出血的原因之一，但这种情况下出血量往往较多，不易止住。

患有牙周疾病的妇女在孕前一定先到口腔医院进行诊治，如牙龈炎、龋齿、阻生智齿等。孕期使用软毛牙刷，顺牙缝刷牙，清除食物残渣，尽量不碰伤牙龈。多食番茄、柑橘、青椒等含维生素 C 多的新鲜水果和蔬菜，或适当补充维生素 C 片剂，以降低毛细管壁的通透性。平时多喝牛奶，补充钙质，坚固牙齿。如牙龈出血不易停，不要自我诊治及乱用药，应及早到正规口腔医院，由专科医生检查诊治。

Q 8. 孕妇的静脉曲张能治吗

A　孕妇静脉曲张形成的主要原因是由于增大的子宫压迫了下腔静脉，影响下肢静脉血液回流，使下肢静脉压力升高。

虽然静脉曲张可能会让你觉得发痒或疼痛，而且也不美观，但是在短期内通常它是无害的，所以，如果需要治疗的话，也可以等到分娩后再进行治疗。通常在生下宝宝后的 3～4 个月内，静脉曲张就会出现好转。

建议准妈妈们孕期不要长时间站立或坐着，一有可能，就随时举起你的腿，帮助静脉血液回流，有利于腿部的静脉压力的降低，防止静脉曲张的形成。如果静脉曲张严重，可以穿静脉曲张弹力袜，弹力袜的压力能改善且防止下肢静脉曲张。用温热水对足部、小腿、膝盖及大腿部位进行按摩，也可有效地消除腿部疲劳和压迫感，改善静脉循环。

 9. 孕妇出现阴道流血是什么原因

 孕期出现阴道流血的原因很多，常见的有先兆流产、难免流产、胚胎停育、宫外孕、先兆早产、前置胎盘、胎盘早剥等。少见的情况有胎盘前置血管破裂、胎盘边缘血窦破裂、宫颈息肉宫颈糜烂及宫颈癌变等。

无论在孕期任何时间发生阴道流血，都是异常情况，家庭中无法有效治疗，应及时到医院就诊，以免延误病情。

10. 出现阴道流血应做哪些检查

阴道流血需追查出血病因，因此应做宫颈检查、彩超检查、血HCG、孕酮检测、血常规、尿常规。此外，需要检测 T3、T4、TSH 的水平，排除甲状腺疾病引起的流产。

对于宫颈息肉、宫颈糜烂、宫颈癌等引起的阴道出血，要行阴道窥器检查，必要时做宫颈细胞学检查、白带常规等。病情严重者可根据情况行宫颈活检术排除宫颈癌。

11. 为什么孕期容易有贫血

原因有两个方面。一方面,即医学上讲的生理性血液稀释。在妊娠期女性体内的血容量会较孕前平均增加30%~45%。但是,血液中红细胞的数量却跟不上血液总量的增加,从而形成了血液中水分偏多的状况,也就出现了我们通常所说的生理性贫血。另一方面,胎宝宝依靠从妈妈身体里获取营养而长大,而孕期准妈妈体内的营养成分都是以"宝宝优先"为原则被选择和吸收的,造血所需要的铁元素也是优先供给宝宝。所以,如果按照孕前的水平摄取含铁食物,就可能出现准妈妈铁元素缺乏而导致贫血。

怀孕期间本来对铁的需求就增多,如果再有挑食和偏食等不良习惯,则更易导致缺铁性贫血的发生。有些孕妇认为吃很多应季的蔬果肯定好,但是蔬果里的膳食纤维被大量摄入后,可能会干扰铁元素的吸收。

叶酸缺乏也是引起贫血的原因之一。此外,要限制咖啡因和鞣酸,含鞣酸高的食物及咖啡、茶等,均能减少食物中铁的吸收。

12. 为什么孕妇易患糖尿病

妊娠期妇女由于糖代谢和内分泌的变化而易患糖尿病。胎盘形成以后,分泌胎盘生乳素等妊娠相关激素,随孕周增大而逐渐增多,孕30周左右达到高峰。这类激素能够抵抗人体内的胰岛素,加上孕妇体内分泌的肾上腺皮质激素等也都能够对抗胰岛素,导致孕妇容易发生糖尿病。另外,孕妇孕期营养过剩,活动量减少,体重明显增加也是原因之一。

13. 妊娠期高血压危险吗

 妊娠期高血压意味着全身小动脉痉挛，其中也包括胎盘血管，所以这种疾病既影响了准妈妈的健康也对胎宝宝产生不良影响，增加了孕期母儿发生意外的风险。血压升高后准妈妈可能出现肝肾功能损害甚至衰竭、子痫发作、脑出血、胎盘早剥等意外情况，而胎儿可能因胎盘血管收缩、胎盘血流减少或者胎盘早剥而引起窘迫，甚至胎死宫内。妊娠期高血压因怀孕而引起，也因分娩而缓解。有时准妈妈病情太重，为了缓解病情而不得不在胎儿未足月时终止妊娠，从而导致了早产的发生。

 14. 孕期水肿是正常现象吗

 到孕晚期的时候，常会在手指和脚踝出现水肿，这是大多数准妈妈都会经历到的，被称为"生理性水肿"。主要是由于增大的子宫压迫到下腔静脉，引起血液循环回流不畅所导致，而且内分泌的变化导致体内水、钠潴留较多；再者，孕期血液稀释，血浆胶体渗透压降低，水分移向组织间隙也会造成水肿。

所谓"生理性水肿"，一般多发生在脚踝或膝盖以下，在晚上睡觉前水肿症状就会比较明显，休息一晚上会减轻，这种水肿产后会自愈，所以准妈妈不用担心。长时间站立工作的孕妇，则更容易引起水肿，尤其是到了晚孕期症状更明显，多数情况下经过休息或抬高下肢后，水肿能自行消退，不需特别处理。

如果是在妊娠晚期出现水肿，伴有血压升高，甚至尿中有蛋白，应考虑有妊娠期高血压或子痫前期。这种情况会严重影响母儿的健康，需要及时治疗。合并有内外科疾病，如心脏病、肝病、肾病、甲状腺疾病或其他原因引起的营养不良等，也会有下肢甚至全身的水肿，这时应及早到医院进行检查。

15. 孕妇腹痛怎么办

早孕期子宫增大,或者是逐步增大的子宫使圆韧带受到牵拉所产生的胀痛感,是正常的生理现象,一般不会影响日常生活。早孕期腹痛的异常情况常见于:①先兆流产:孕妇有下腹痛,常伴有阴道少量流血。②宫外孕的患者一般会有一侧下腹痛,也会有不规则的阴道出血。③合并卵巢囊肿扭转或破裂,会造成下腹持续的剧烈疼痛。这些情况要尽早就诊,医生会给予适当及时的处置。

中晚孕期腹痛的异常情况有胎盘早剥、先兆早产、子宫肌瘤红色变性等。当然还有可能是一些内外科疾病所造成的,如阑尾炎、胆囊炎、泌尿系结石、急性胰腺炎等。如外伤、摔倒、性生活等诱因后,出现阴道少量出血,腹痛呈阵发性,则可能是流产或早产。子宫肌瘤红色变性症状比较严重,突然下腹持续的剧烈疼痛,常伴有体温升高。这些情况应到医院就诊。如果有高血压,下腹痛剧烈、持续不缓解并伴有心慌、头昏等,有可能发生胎盘早剥,更应立即到医院。怀孕足月后,出现一阵阵腹痛,间隔时间逐步缩短,可能是要临产了,应到医院分娩。

16. 肚子长得大就是胎儿大吗

孕期胎宝宝生活在羊水中,所以准妈妈的肚子长得大,有可能是宝宝长得大,但还有可能是羊水多。

一般双胎妊娠的宫高及腹围明显地大于单胎妊娠,如果同时合并羊水过多的话那肚子更是明显地增大。但双胎妊娠的胎宝宝体重一般是小于单胎妊娠的。

正常足月时羊水量不超过 2000 毫升。如果羊水过多,大于 2000 毫升,就会使准妈妈的腹围及宫高较大,胎位摸不清楚,甚至准妈妈有呼吸困难,不能平卧。

另外,肚子大小跟孕妇本身的体型也有关系。有些孕妇肚子大是因为孕妇本身肥胖,腹壁脂肪比较厚。还有特殊的腹型如悬垂腹及尖腹,因为腹直肌分离,整个腹部明显地向前隆起,看似腹部很大,其实腹中的胎儿不一定大。

所以,有时肚子看上去比较大,但宝宝不一定大。要根据 B 超检查宝宝的发育情况,才知道宝宝到底大不大,同时 B 超可诊断是否为双胎妊娠或羊水过多。

17. 多胎妊娠是好事吗

多胎妊娠意味着给一个家庭带来多个宝宝,从这方面看是好事,但是从医学角度看,多胎妊娠的孕期母儿风险是明显高于单胎妊娠的,它不但给孕妇和胎儿增加身体疾病的风险,同时给家庭带来一系列的心理、社会和经济问题。

多胎孕妇易引发多种妊娠并发症,并且易发流产、早产。较常见的并发症有双胎输血综合征,即子宫内的单卵双胎两个胎儿互相"抢夺"血液,可能造成一个胎儿血液过多,另一个由于缺血而发育不良,甚至死胎。死去的胎儿极易自溶,所产生的毒素一旦进入产妇血液,会出现弥散性血管内凝血。多胞胎孕妇还易引发妊娠期高血压、营养不良和贫血。妊娠期糖耐量异常、前置胎盘、胎盘早剥、分娩中宫缩乏力、难产及产后出血的危险性也增加。

多胞胎的胎儿并发症如流产、早产、胎儿宫内发育迟缓、胎死宫内、低体重儿、新生儿窒息及新生儿围产期死亡发生率明显增高。

18. 葡萄胎是怎么回事

葡萄胎是因孕期胎盘绒毛滋养细胞增生间质水肿,而形成大小不一的水泡,水泡间借蒂相连成串,形如葡萄而得名,也称水泡状胎块。这种病的确切病因现在尚不明确,一般认为与营养障碍、感染(尤其是病毒感染)、遗传等因素有关。

葡萄胎常见的是由一个受精卵异常增生而导致,也可以由流产或足月妊娠的残留细胞发生。此病常于孕8～12周后,阴道有不规则流血,也可发生大出血。葡萄状胎块在子宫内迅速增生,患者的腹部比同孕龄的正常孕妇要大得多,可有阵发性下腹痛,常常出现严重的恶心、呕吐,部分病人还出现高血压等。葡萄胎的孕妇血 HCG 含量异常增高,超声波可以鉴别葡萄胎和正常妊娠。葡萄胎是良性的疾病,一旦诊断为葡萄胎,应及时行吸宫术,刮出物送病理检查。少部分良性葡萄胎可以发生恶变,变为侵蚀性葡萄胎或绒毛膜癌。所以,吸宫术后随访2～3年。

19. 什么是宫外孕

正常情况下,卵子和精子在输卵管里相遇、受精而变为受精卵,从输卵管迁移到子宫内,然后安家落户,慢慢发育成胎儿。但是,由于种种原因,受精卵在迁移的过程中出了岔子,没有到达子宫,而是在别的地方(比如输卵管内)停留种植生长,这就成了宫外孕,医学术语又叫异位妊娠。最常见的宫外孕是输卵管妊娠,其他部位的宫外孕还可见腹腔妊娠、阔韧带内妊娠、卵巢妊娠等。

输卵管妊娠常见的原因有慢性输卵管炎症,输卵管发育异常或输卵管手术后,输卵管过长、黏膜纤毛缺如,或输卵管结扎术后再通、输卵管成形术等。宫外孕的症状有:①停经。有很多人都会出现6～8周停经的现象,但也有一部分患者没有明显的停经史。②腹痛。可为隐痛、胀痛,常突然发作,持续或间歇出现。③不规则阴道流血。④出血多者可出现贫血、肛门坠胀、头晕、昏厥或休克。

20. 什么是前置胎盘

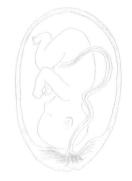

 正常情况下胎盘附着于子宫体的后壁、前壁或侧壁,如果妊娠28周后,胎盘附着于子宫下段,甚至胎盘下缘达到或覆盖宫颈内口,称为前置胎盘。前置胎盘是妊娠晚期出血的主要原因之一。

如果在怀孕中期 B 超检查发现有前置胎盘,准妈妈不要紧张焦虑,随着孕期的推进,胎盘有可能会逐渐"漂移"到远离宫颈口的位置,这样就不要紧了。再晚些时候发现有前置胎盘,胎盘也还是有离开宫颈口的可能,不过,发现得越晚,可能性就越小。

前置胎盘孕妇在妊娠晚期或临产时会突然发生无诱因的无痛性反复阴道流血;如果是急性大量出血可导致休克。前置胎盘治疗有期待疗法和终止妊娠。剖宫产是目前处理前置胎盘的主要手段。

 21. 什么是胎盘早剥

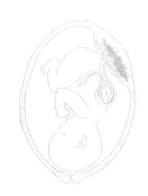

在妊娠 20 周后或分娩期,胎盘在胎儿娩出前就发生部分或完全剥离,称为胎盘早剥。胎盘早剥孕妇并发妊娠期高血压疾病、肾脏疾病,尤其已有全身血管病变者居多;外伤、胎位异常行外倒转术矫正胎位、分娩过程中脐带受牵拉、破膜后羊水大量流出,均可能促使胎盘早剥。胎盘早剥起病急、进展快,可危及母儿生命,是一种比较危险的并发症。

胎盘早剥分重型和轻型，孕妇的症状因早剥的严重程度不同而有轻有重：无或少量阴道流血，突然发生持续性腹痛和（或）腰酸、腰痛；严重时可出现恶心、呕吐，以至面色苍白、出汗、脉弱及血压下降等休克征象。胎盘早剥因胎儿剥离胎盘而得不到充足的血液供应，导致胎儿宫内缺氧。若胎盘剥离面超过胎盘的 1/2 或以上，胎儿多因严重缺氧而死亡，所以重型胎盘早剥可能在短时间内导致胎儿死亡。

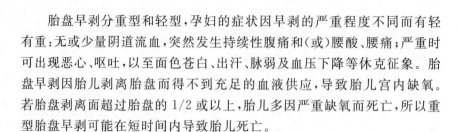

22. "大三阳"孕妇怎么办

大三阳孕妇在早孕期应在产科和肝病科做详细的检查，包括肝功能、乙肝病毒 DNA、B 超等。怀孕不仅使孕妇的免疫力降低，而且使孕妇肝脏负担加重从而导致肝功能异常。如病情稳定，肝功能正常，是可以继续妊娠的。

孕妇有大三阳时用药要谨慎，一旦发现已经怀孕，应该终止使用各种具有肝毒性的药物。注意饮食营养，合理调整饮食结构。肝脏疾病者常常会有凝血异常，分娩时应注意产后出血的发生。产后视病情需要决定是否母乳喂养，如有必要需母婴隔离，婴儿用人工喂养。

由于乙肝病毒可以通过母婴传播，因此此"大三阳"孕妇在孕期和分娩后最好及时母婴阻断，在怀孕的 7、8、9 月份可分别打一针高效乙肝免疫球蛋白，并在孩子出生后 24 小时内（越早越好）立即接种高效乙肝免疫球蛋白并按照"0、1、6 方案"进行乙肝疫苗接种，最大限度地降低对宝宝的感染。

23. 孕期发现子宫肌瘤怎么办

子宫肌瘤是育龄妇女较常见的良性肿瘤。随着妊娠子宫的增大,肌瘤也会较快地增长。孕期发现子宫肌瘤不要过于忧虑和担心,定期到医院检查监测即可。有些肌瘤因怀孕后组织充血栓塞产生"红化变性",而导致腹痛、子宫收缩、流血等症状时,要及时求医,以便得到正确的诊断和治疗。大多数孕妇可安全度过孕期至足月分娩。只有极少数情况,如多发性子宫肌瘤导致流产,蒂状浆膜层肌瘤发生扭转坏死,需立即手术;或是黏膜层肌瘤导致产前出血、胎盘剥离。临床观察及大多数统计数据证实,子宫肌瘤并不会增加早产的概率。

分娩方式将由医生根据肌瘤及胎儿情况作出决定。多数子宫肌瘤孕妇能顺利生产。然而不可否认的,有些较大的肌瘤影响了胎儿的转向,导致胎位不正;有些低位的肌瘤阻碍了产道,这些都要剖宫产分娩。

有些准妈妈认为可以在剖腹生产时顺便处理子宫肌瘤,这是不正确的想法,不值得提倡。因为孕期子宫增大增厚,血供非常丰富,除非是浆膜下子宫肌瘤,剖宫产时切除子宫肌瘤,容易引发大量出血及子宫收缩不良等并发症。

 24. 孕期发现卵巢囊肿怎么办

卵巢囊肿在医学上的分类有:黄体囊肿、单纯性卵巢囊肿、畸胎瘤、巧克力囊肿、浆液或黏液性囊腺瘤等等。

怀孕后发现卵巢囊肿,不要紧张焦虑,可以咨询医生怎样治疗,是严密观察还是需要手术治疗。早孕时B超检查发现的卵巢囊肿大部分为黄体囊肿,一般直径不超过5厘米,没有疼痛感觉,一般孕3个月内就自行消失了。孕3个月后发现的卵巢囊肿,直径5厘米以上的,可以在妊娠的16～20周时手术切除,因为这时已处于孕中期,较为稳定,可以承受手术的刺激,但术后要注意休息和保胎治疗。

由于怀孕可使肿瘤进一步生长,体积增大,而且随着子宫的增大,肿瘤位置也会上升,所以在孕中期时,卵巢囊肿容易发生扭转、坏死或破裂。因此,怀孕期间有卵巢囊肿的准妈妈如果出现一侧腹痛,甚至伴有恶心、呕吐,要警惕是否发生了卵巢囊肿蒂扭转或破裂、出血,应立即到医院检

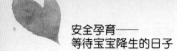
查,必要时甚至需手术治疗,延误治疗严重时会发生卵巢坏死。到了孕晚期,肿瘤较大可引起胎位异常,甚至阻塞产道,造成难产,需要剖宫产。

25. 为什么有人反复发生胚胎停育

12周之前如果胚胎停止了发育就叫胚胎停育。连续发生两次以上胚胎停育,就叫作复发性流产。常见原因有:①遗传因素:染色体的数目或结构异常是复发性流产的常见病因。②内分泌因素:20%～25%的患者是由于内分泌异常引起的。有黄体功能不全、高泌乳素血症、多囊卵巢综合征、甲状腺功能异常和糖尿病等疾病。③先天性子宫发育异常,如幼稚子宫、单角子宫、双角子宫、子宫纵(横)隔、宫腔粘连、黏膜下子宫肌瘤、息肉、宫颈机能不全等。④女性生殖道多种病原体感染均可导致流产,常见的有支原体、衣原体、淋球菌、单纯疱疹病毒、风疹病毒、巨细胞病毒等。⑤免疫因素,如抗心磷脂抗体、抗精子抗体阳性等。⑥严重的全身性疾病,如心血管疾病、肾病、血液病、急性传染病等都可能导致流产。⑦男方的精液不液化、精子畸形率高、精子活力低、精子凝集等男性因素也可以引起流产。

26. 发生先兆流产都能保胎吗

并不是所有的先兆流产都能保胎的,保胎的前提是胚胎正常发育,反之要尽早终止妊娠。

引发先兆流产的原因很多,比如胚胎发育异常、病毒感染、母体全身性疾病(常见的有甲状腺功能减退等)、子宫畸形、外伤、吸烟和酗酒等。很多孕早期的先兆流产,是因为胚胎发育出现异常,于是遵循生物学中优胜劣汰的原则而出现流产症状,这种情况就不能保胎了。再则,如果保胎治疗效果不好,先兆流产的症状反复发生,也可能有胎儿发育异常的情况。曾有病人在孕期有此类情况,经历较长时间的保胎治疗后最终生育畸形儿。所以从医学角度来讲,此类情况不建议勉强保胎。值得注意的是,保胎治疗并不都是成功的,如果保胎过程中宫缩不能有效抑制或者羊膜囊破裂,这就意味着保胎治疗失败了,病情已发展成为难免流产。

 27. 什么叫早产

　　早产是指在孕 28 周至 37 周(196~258 日)之间分娩,此时分娩的胎宝宝是早产儿,体重较轻,各器官发育不够成熟。诱发早产的常见病因有:胎膜早破、妊娠合并症与并发症及胎盘异常、子宫畸形、宫颈内口松弛、吸烟酗酒等。

　　早产的表现有:子宫收缩,最初为不规则宫缩,常伴有见红,逐渐发展为规律宫缩、宫口扩张。早产的分娩过程与足月分娩相似。

28. 早产对妈妈和孩子有什么影响

　　早产对宝宝的影响较大,对妈妈而言早产仅意味着提前分娩,身体上没有什么影响,但是在心理上可能会因为宝宝是早产儿而担心、焦虑,从而影响产后恢复。

　　早产儿的身体组织器官发育不成熟,抵抗力低下,存活能力低于正常宝宝,难以喂养,易患病,如呼吸困难、喂食困难、颅内出血、感染、硬肿症、脑瘫、佝偻病等诸多近期和远期的并发症。早产的宝宝胎龄越小、体重越低,并发症的发生率和死亡率越高。

Part 9
胎教知识

宝宝，爸爸妈妈想对你说：

1. 什么是胎教

 胎教是以临床优生学与环境优生学相结合的为促进胎儿更好的发育而采取的措施。广义胎教指为了促进胎儿生理上和心理上的健康发育成长,同时确保孕产妇能够顺利地渡过孕产期所采取的精神、饮食、环境、劳逸等各方面的保健措施,也可称为间接胎教。狭义胎教是根据胎儿各感觉器官发育成长的实际情况,有针对性地、积极主动地给予适当合理的信息刺激,使胎儿建立起条件反射,进而促进其大脑机能、躯体运动机能、感觉机能及神经系统机能的成熟,也可称此为直接胎教。

 2. 胎教有科学依据吗

 目前关于胎教的有效性和可行性尚无明确的定论。胎儿在母亲子宫里能听、能看、能动、能感觉到外部的刺激,从这一层面来讲,母亲可以通过给予声音刺激、触摸刺激或光刺激来影响胎儿。但胎教对胎儿所造成的影响是否真正达到了预期的目的,如提高孩子智商、记忆力、听力、运动能力等等,目前尚不能给出确切定论。

 3. 怎样才是合适的胎教

 准妈妈用心去爱腹中的宝宝,在宝宝比较活跃的时间与宝宝简单地互动、语言交流,例如在胎动时隔着肚皮碰一碰他的小脚小拳头,这就是最好的胎教,保持自身情绪稳定、健康的生活方式,避免精神刺激和外界环境干扰以及保持心情舒畅,这些都是对胎儿有益的关爱方式。

父母都盼子成龙,盼女成凤,想把胎儿培育得更出色一些,这种心情是可以理解的,但任何事情都有个度,一旦过度其结果就会适得其反,不仅达不到预定的目的,而且会导致不良结果。同样,胎教如果不能适度地对胎儿实施,恐怕胎儿不但不能获益,还会受害。因此,孕妇对胎儿进行胎教,不能热情过度,心也不能太急切,胎教方法应合理、适度,以免对宝宝造成伤害。

 4. 胎教是爸爸和妈妈共同的责任

 怀孕不仅是准妈妈一个人的事情,宝宝需要爸爸和妈妈双方的爱,所以准爸爸也应积极参与宝宝的胎教工作,闲暇时多与胎宝宝互动、交流,做好妻子和胎宝宝的营养后勤部长,多体贴关心妻子,提供温馨的生活环境,给准妈妈和胎宝宝更强的安全感和幸福感。

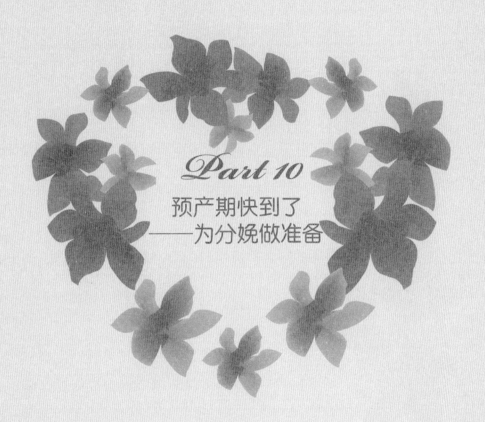

Part 10
预产期快到了
——为分娩做准备

宝宝，爸爸妈妈想对你说：

1. 正常分娩必须经历的过程

 正常的分娩必须经历先兆临产（见红、不规律宫缩、胎头下降）、临产（开始规律宫缩）和分娩。

医学上将分娩过程分为三个阶段，即第一、二、三产程。

第一产程是从临产到子宫颈口开全的一段时间，初产妇平均 11～12 小时，经产妇只需 6～8 个小时。当然，也有一些例外情况，有的人快一些，也有的要慢一些。

第二产程是从宫口开全到胎儿生出的一段时间，初产妇需 1～2 小时，经产妇一般在数分钟即可完成。

第三产程是从胎儿生出到胎盘排出的一段时间，初产妇与经产妇相似，一般需要 5～15 分钟。

 2. 分娩前有什么先兆

 分娩前的先兆有：见红、不规律宫缩和胎头入盆下降。准妈妈会感到下腹部由下坠感逐渐变为隐痛、不规律的宫缩疼痛，如果疼痛越来越强，疼痛的间歇越来越短，如每 4～5 分钟疼痛一次，疼痛持续的时间越来越长，如每次下腹部疼痛持续 30 秒以上，这就代表着不规律宫缩已逐渐增强为规律宫缩，此时就已经临产了，此时做肛门检查或阴道检查，可发现子宫颈管展平及宫颈口扩张，这就意味着分娩要开始了。

 3. 见红后需要立即住院吗

 见红只是个临产的征兆，宫缩一般会在见红后 48 小时以内发

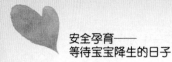

动,所以如果见红后没有感到宫缩而且胎动也很正常,就可以等到有比较规律的宫缩后再去医院检查。有一点需要准妈妈注意:如果见红的量比较多且为鲜血,尤其是多于月经量时,一定要及时就诊以防异常出血。

 4. 见红与阴道流血有什么区别

见红:一般发生在孕 37 周之后,在分娩前 24～48 小时内,子宫颈口开始有变化,子宫颈口附近的胎膜与该处的子宫壁分离,毛细管破裂而经阴道排出少量血,并与宫颈管内的黏液相混而排出,这种阴道流出的少量血性黏液便是"见红"。孕妇见红一般是临产前的一个信号,是生理现象,出血量极少,对母亲和宝宝无危害,不必处理。

阴道流血:可以发生在孕期的任何时期,是异常情况,量往往比见红多,有时甚至会超过月经量,此时可能有先兆流产、先兆早产、前置胎盘、胎盘早剥等疾病,对妈妈和宝宝可能构成危险,要及时就诊和治疗。

 5. 分娩前要做哪些检查

(1)彩超检查:看胎儿有没有脐带绕颈、胎位、胎儿大小及羊水情况等。

(2)阴道检查:主要看是否有湿疣、血管扩张、阴道畸形等情况。

(3)心电图:检查孕妇心脏情况。

(4)测宫高与腹围:主要看胎儿是否发育迟缓或巨大儿。

(5)血尿常规、出凝血系列、血型、肝功、血糖、病毒系列。

6. 分娩前要准备什么物品

 证件:孕产妇保健手册、孕期化验单、准妈妈身份证、医疗保险或生育保险卡。

餐具食品:碗、筷子、小勺、吸管、水杯等;红糖一包、巧克力两三块。

洗漱用品:牙刷、牙膏、口杯、毛巾、脸盆。

衣裤鞋袜:棉内衣裤两套、睡衣两套。

卫生用品:产妇垫巾或加大特殊卫生巾、卫生纸。

宝宝用品:浴巾、婴儿专用润肤油、沐浴露、护臀霜、湿巾、尿裤。

 7. 什么情况下孕妇需要提前住院

 (1)必须立即住院的情况:妊娠期高血压、突然发生胎心或胎动异常,产前有阴道出血等情况的孕妇。

(2)其他:有内外科疾病等合并症(如贫血、肾炎、糖尿病等),由相关科室的医生协商来决定入院的时间。

(3)有计划提前住院的情况:如胎位不正或骨盆狭窄、胎儿过大,医生估计不能自然分娩,事先已决定做选择性剖宫产的孕妇,应有计划地提前入院;已诊断"前置胎盘"的孕妇,即使没有阴道出血,也应提早住院;过期妊娠即使无临产征兆,也应在孕41周时入院。

8. 有益于分娩的动作练习

(1)盘腿对脚坐:保持后背腰部挺直,两脚掌合上,将足跟向内侧拉,同时缓慢降低两膝。这个动作可以保持骨盆柔韧性,增强下身的血

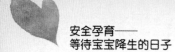
液循环。如果比较难完成这个姿势，可以靠着墙来支撑后背。

（2）墙面滑行：背靠墙站立，两脚分开，距离与肩同宽，慢慢靠墙下滑至处于坐姿。保持该坐姿数秒，然后再上滑至站立。反复进行该动作 10 次。这一动作有助于打开骨盆口，以给胎儿更大的空间进入产道。

（3）上下摇摆骨盆：用双手和双膝支撑身体，头和身体在同一水平线。收腹，保持该姿势数秒钟，同时轻轻摇摆背部。然后放松腹部和背部，降低背部，尽量保持背部水平，重复上述动作。这可以加强腰部肌肉，帮助减轻分娩时的背痛。

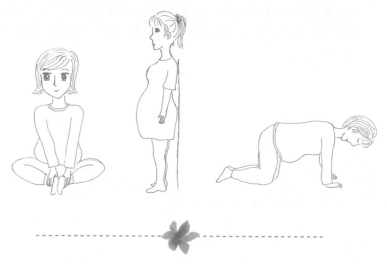

Q 9. 分娩前的精神心理准备

A 　　准妈妈分娩前应了解分娩过程并充满信心，对于分娩的疼痛和不适在心理上做好准备，如不能自然分娩需剖宫产也要坦然面对，用愉快的心情来迎接宝宝的诞生。丈夫应该给孕妇充分的关怀和爱护，周围的亲戚朋友及医务人员也必须给产妇一定的支持和帮助。实践证明，思想准备越充分的产妇，难产的发生率越低。

10. 怎样做有利于自然分娩

 （1）选择合适年龄分娩，最佳生育年龄是 25～29 岁。医学上认为，处于这一年龄段的妇女顺产可能性比较大。随着年龄的增长，妊娠与分娩的危险系数升高。

（2）定期做产前检查，随时了解母亲和宝宝的健康状况。准妈妈需要定期做产前检查，因为产检可以随时监测到孕妇健康状况和胎儿的发育情况，早期发现问题并控制治疗以利于自然分娩。

（3）孕期合理营养，控制体重。准妈妈要注意饮食合理，如果偏食导致营养缺乏会影响到宝宝的发育，营养过剩、缺乏锻炼则容易出现巨大儿，从而不利于自然分娩。理想的孕期体重增长是 12 千克左右，如果整个孕期增加 20 千克以上，就有可能使宝宝长得过大而有巨大儿的可能。

（4）做孕期体操，合适的运动。孕期体操不但有利于控制体重，还有利于自然分娩，因为孕期体操锻炼可以增加腹肌、腰背肌和骨盆底肌肉的张力和弹性，使关节、韧带松弛柔软，有助于分娩时肌肉放松，减少了产道的阻力，使胎儿能较快地通过产道。此外，孕期体操还可以缓解准妈妈的疲劳和压力，增强自然分娩的信心。但做孕期体操时应注意热身、注意运动时间和运动量。

 11. 怎样才能做到快乐分娩

分娩往往需要经受阵痛，要做到快乐分娩应注意几个方面：

（1）主观思想上要正确认识分娩的意义，了解分娩的过程，努力将注意力从宫缩的疼痛转移到分娩后抱着健康、可爱的宝宝那种充满成就感的愉快心情中来。

（2）学习、应用"拉梅兹生产呼吸法"来转移注意力，使身体放松来达到减少疼痛。

（3）可借助于无痛分娩技术来减轻产痛。

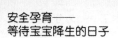
（4）最主要的一点是要配合医生，使分娩更加安全。只有这样才能使分娩成为安全、快乐、美好的回忆。

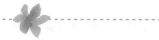

 12. 分娩时怎样与医生配合

A 第一产程的配合：第一产程所占时间最长，随着宫缩越来越频繁，越来越强，子宫口逐渐开大，直到扩展到 10 厘米（子宫口开全）。在此阶段产妇不需用力，过早用力反而会使宫颈肿胀。此时产妇应做到：

①思想放松，精神愉快。紧张情绪可以直接影响子宫收缩，而且会使食欲减退，引起疲劳、乏力，影响产程进展。做深慢、均匀的腹式呼吸大有好处，即每次宫缩时深吸气，同时逐渐鼓高腹部，呼气时缓缓下降，可以减少痛苦。

②注意休息，适当活动。利用宫缩间隙休息，节省体力，切忌烦躁不安消耗精力。如果胎膜未破，可以下床活动，适当的活动能促进宫缩，有利于胎头下降。

③采取最佳体位：除非是医生认为有必要，不要采取特定的体位。只要能使你感觉减轻阵痛，就是最佳体位。

④另外，产妇要乘机补充营养和水分，尽量吃些高热量的食物，如粥、牛奶、鸡蛋等，多饮汤水以保证有足够的精力度过分娩。

⑤勤排小便。膨胀的膀胱有碍胎先露下降和子宫收缩。应在保证充分的水分摄入前提下，每 2～4 小时主动排尿一次。

第二产程的配合：宫口开全，胎儿随着宫缩逐渐下降，当胎先露部下降到骨盆底部压迫直肠时，产妇便不由自主地随着宫缩向下用力。经1～2 小时，胎儿从完全开大的子宫口娩出。

第二产程时间较短。宫口开全后，产妇要注意随着宫缩用力。当宫缩时，两手紧握床旁把手，先吸一口气憋住，接着向下用力。宫缩间隙，要休息，放松，喝点水，准备下次用力。当胎头即将娩出时，产妇要密切配合接生人员，适当用力，避免造成会阴严重裂伤。

第三产程的配合：胎儿生下后，胎盘及胎膜与子宫分开，随着子宫收缩而排出体外。胎盘娩出时,只需接生者稍加压即可。如超过30分钟胎盘不下,则应听从医生的安排,由医生帮助娩出胎盘。胎盘娩出意味着整个产程全部结束。

在第三产程,产妇要保持情绪平稳。分娩结束后2小时内,产妇应卧床休息,进食半流质饮食补充消耗的能量。一般产后不会马上排便,如果产妇感觉肛门坠胀,有排大便之感,或有头晕、眼花或胸闷等症状,也要及时告诉医生,以及早发现异常并给予处理。

通过对产程的了解,准妈妈们多少可以放些心了。对于分娩,也不必过于紧张和担心,凭借现在的医疗条件和医生经验,绝大部分准妈妈都能安全渡过这个特殊时期。

13. 分娩时不但要会用力,还要会放松

在第二产程中需要产妇配合宫缩屏气用力,这种力量对分娩来说很重要。用力的步骤:仰卧,双手抓住产床扶手,宫缩高峰时做深吸气后屏住,然后像排便一样向肛门的方向用力,无法继续屏气时便换一口气再用力。

"用力"固然很重要,但是宫缩间歇期的放松也是必需的。宫缩停止后产妇要放松全身的力量、休息,为下次宫缩用力养精蓄锐,而且,这种母体的放松也可以让胎儿得到很多的氧气来应对宫缩时的挤压。

14. 已经过了预产期仍无产兆怎么办

(1)确认预产期。如果有月经周期延长等情况,胎宝宝的实际孕周是小于停经孕周的,这时就需要使用超声等办法来重新核实预产期。

(2)人为催产。对于孕周确实已达41周而产检一切正常者,医生会

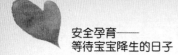
建议终止妊娠,准妈妈要做好住院的准备,如具备自然分娩的条件,可以用药物或别的办法催产。

(3)准备剖宫产。如果准妈妈经过以上确认,并且催产后仍然无产兆,那么认为自然分娩有困难,不宜继续等待,建议剖宫产手术分娩。

 15. 丈夫陪伴分娩过程重要吗

 对于自然分娩的准妈妈来说,丈夫陪伴分娩过程有重要而独特的作用。

丈夫熟悉妻子的性格特点,知道在她们疼痛不安时如何爱抚、安慰并给予情感上的支持。准妈妈得到丈夫在身边关爱与体贴,能够缓解紧张恐惧的心理,减少孤独感,这种放松的心态使分娩变得不那么可怕,而是痛苦并快乐着、幸福着,这是有利于自然分娩的。

对于丈夫而言,在与妻子共同经历了分娩的艰辛痛苦之后又共同迎来宝宝的第一声啼哭,他亲眼见到小生命是怎样降临的,这种身临其境的感受使他更真切地体会到妻子的不易与生命的可贵,增加了对妻子和宝宝的感情,有利于家庭感情的维系。

丈夫在医护人员的指导下帮助产妇做一些事情,如握手、按摩、擦汗等,使产妇感受到亲情的温暖。这个过程同时也增加了医务人员的责任感和医疗职责的透明度,利于产妇、家属、医护间的沟通,而产妇及家属也更理解医务人员在分娩过程中所付出的艰辛劳动,从而增加对医务人员的信任。

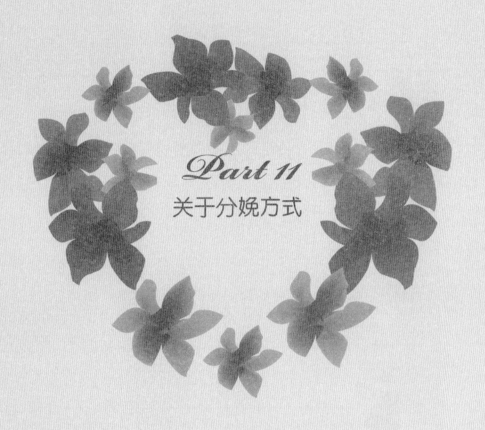

Part 11
关于分娩方式

宝宝，爸爸妈妈想对你说：

1. 什么是自然分娩

　　自然分娩是指在有安全保障的前提下，不加以人工干预手段，让胎儿经阴道自然娩出的分娩方式。决定自然分娩的四个基本因素是：产力、产道、胎儿及精神心理因素。其中任何一个因素异常或各要素之间不相适应均可导致难产。有的孕妇因没有做好分娩的思想准备，不能耐受分娩的疼痛而放弃自然分娩，这是精神心理因素。

　　自然分娩分三个产程，第一产程是从有规律的子宫收缩起，规律宫缩是指 5～6 分钟一次，持续 30 秒的宫缩，至宫颈口完全扩张达 10 厘米，能使胎头娩出为止。这一过程对于初产妇来说需要 11～12 小时，经产妇宫口扩张较快，需 6～8 小时。第二产程是从宫口开全到胎儿娩出为止，初产妇需 1～2 小时的时间，经产妇一般不超过 1 小时。第三产程是从胎儿娩出后到胎盘娩出为止，需 5～15 分钟，不应超过 30 分钟。

 2. 自然分娩有什么好处

　　在盛行剖宫产的今天，很多人认为剖宫产快捷、安全、痛苦小，其实自然分娩才是人类繁衍过程中的一个正常生理过程，符合"瓜熟蒂落"的自然规律，是人类的一种本能行为，对母子俩的健康都有许多好处。

　　(1)在自然分娩过程中，胎儿有一种类似于"获能"的过程。自然分娩的婴儿能从母体获得一种免疫球蛋白 IgG，出生后机体抵抗力增强，不易患传染性疾病。

　　(2)自然分娩虽然胎儿头部会受到产道挤压而变形，但一两天后即可恢复正常，胎儿受挤压的同时，也对脑部血管循环加强刺激，出生后容易建立正常呼吸而啼哭响亮。另外，宫缩对胎儿感觉器官是一种良好的刺激，出生后孩子的感觉统合能力比较好，对孩子的听觉、本位感觉是一次非常好的训练，为日后身心协调发育打下了良好的基础。

　　(3)临床证实，自然分娩的产妇损伤、出血及感染等并发症的发生率低。产妇分娩当天就能下床活动,体力恢复快,可以及早进行锻炼,有利于产后体形的恢复。自然分娩宫口扩张完全,有利于恶露的排出,有利于子宫复原。

(4)阴道自然分娩的产妇母乳喂养的成功率高。自然分娩时阵痛可使孕妇大脑中产生内啡肽,这是一种比吗啡作用更强的化学物质,可给孕妇带来强烈的欣快感,并且自然分娩是由垂体分泌的一种叫催产素的激素引起的,它不但能促进产程的进展,还能促进产后乳汁的分泌。自然分娩后能及时进饮食也有利于乳汁分泌。

(5)自然分娩有利于胎儿娩出后的呼吸建立。胎宝宝生活在羊水内,呼吸道内存在着一定量的羊水和黏液,分娩过程中子宫有规律的收缩及产道的挤压可以使这些羊水和黏液得以流出,宝宝并发湿肺、吸入性肺炎的可能大大减少。另外,胎儿胸廓受到有节律的压缩和扩张,促使胎儿肺部产生一种叫作肺泡表面活性物质的东西,使胎儿出生后肺泡富有弹性,容易扩张。

(6)自然分娩可以节省卫生资源。自然分娩住院时间短,用药治疗少,又有利于母乳喂养,所以经济成本较剖宫产大大降低。

- - - - - - - - - - - - - - - - - - - - - - - - - - - - - - - - - - -

 3. 自然分娩有风险吗

对于健康孕妇来说,自然分娩一般是很安全的,但是自然分娩是一个复杂的、相对时间较长的过程,这个过程有风险,有可能发生意外。

最常见的问题是胎位不正、胎儿窘迫。即使临产时是头位胎位,胎儿也有可能在自然分娩过程中出现胎位不正,包括常见的枕后位、枕横位,也有少见的额先露、面先露等,一旦出现这些情况产程就有可能出现异常,如果胎儿较小还有可能自然分娩,但若胎儿较大,就无法自然分娩。

胎儿窘迫也是自然分娩过程中较常见的问题。在产科经常会听到医生与家属谈话,说胎儿的胎心或快或慢,需尽快娩出,这就是发生了胎儿窘迫。如短时间内能自然分娩,医生会建议经阴助产;如宫口没开全,就应尽快剖宫产结束分娩。

另外,自然分娩还有胎盘滞留、产后出血、羊水栓塞等情况发生。羊水栓塞发生率较低,但一旦发生则非常凶险,孕妇及胎儿的生命会受到很大威胁。

 4. 剖宫产的术式有哪些

剖宫产虽然才有不到二百年的历史,但剖宫产手术现在是处理高危妊娠解决难产的重要手段,对保障孕妇和胎宝宝的安全起到了十分重要的作用。

剖宫产的术式包括腹壁切口的选择及子宫切口的选择,腹壁切口有纵切口和横切口两种选择,纵切口对医师来说比较简单,耗时较少,易操作,适用于需尽快娩出胎儿的急症手术。横切口沿皮肤皱纹切开,愈合好,较美观,尤其适用于腹壁脂肪较厚的孕妇。不管是纵切还是横切都有进入腹膜和不进入腹膜之分,不进入腹膜的手术称腹膜外剖宫产,适用于有胎膜早破及有感染征象的孕妇,但操作比较复杂,损伤膀胱的风险高。子宫切口也分纵切和横切两种,纵切为宫体剖宫产,对子宫损伤大,出血多,再次妊娠有子宫破裂的可能,不宜再次妊娠,现在的剖宫产一般不采取这种切口。横切口为子宫下段剖宫产,就是在子宫下段宫颈内口的位置横切,此处血管少、组织薄、出血少,再次妊娠时发生子宫破裂的可能小,比较安全。总之,目前应用最多的手术方式是腹壁横切口子宫下段剖宫产术,这种手术方式术后相对美观,恢复快一些。

 5. 剖宫产有什么利弊

由于麻醉技术和剖宫产技术的成熟和提高,剖宫产具有疼痛小、分娩快的特点。对胎宝宝而言,一是不用经历自然分娩过程所带来的

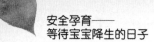
压力和冲击,避免顺产过程带来创伤或缺氧的风险,对胎宝宝比较安全;二是若宝宝在生产过程受到生命威胁时,通过紧急剖腹取婴可以立即让胎宝宝脱离危险。对准妈妈而言,择期预约性剖宫产可避免宫缩所带来的疼痛及压力,如果准妈妈自然分娩有较大的风险,剖宫产能实现尽快分娩,可以降低高危产妇发生意外的风险。

剖宫产的弊端是:术后并发症的发生率要比自然分娩高2～5倍。最常见的有:腹部及子宫会留有疤痕;产妇产后复原时间较自然分娩长;手术时可能损伤其他盆腔器官,术后盆腔内有可能出现粘连;要承担麻醉的风险,例如麻醉意外、昏迷等;失血较自然分娩多;有患刀口感染、愈合不良、子宫内膜炎、尿道炎等风险;术后较自然分娩易出现静脉血栓;经过一次剖宫分娩,第二次怀孕如尝试自然分娩时有可能使子宫伤口裂开,不得不再次采取剖宫分娩;在极少数情况下,手术时可能会伤及胎宝宝。因此,在没有明确的剖宫产指征时还是应该选择经阴试产。

 6. 什么是无痛分娩

我们通常所说的"无痛分娩",在医学上叫作"分娩镇痛",是用各种方法使分娩时的疼痛减轻甚至使之消失。无痛分娩在国外已经是常规分娩的形式,它让准妈妈们不再经历疼痛的折磨,在时间最长的第一产程得到休息从而为分娩积攒了体力,也减少了分娩时的恐惧和产后的疲倦。

目前通常使用的方法有两种:

一种方法是药物性的,是应用麻醉药或镇痛药来达到镇痛效果,这就是我们现在所说的无痛分娩。一般采用的是硬膜外麻醉,熟练的麻醉科医生只要5～10分钟即可完成麻醉操作过程,这种麻醉总体来说是安全的。整个过程产妇一直处于清醒的状态,产妇可以比较舒适、清晰地感受新生命到来的喜悦。有极少数产妇可能会感觉腰疼、头疼或下肢感觉异常等,发生率很低,而且这些不适都不会很严重,短时间内就可以自然消失,并不会对身体造成太大的影响。理论上讲,更严重的并发症的可能性是存在的,比方说低血压等等,但发生概率都非常低,而且医生一定会在您选择无痛分娩的时候就开始采取有效的措施来预防。

另一种方法是非药物性的,是通过产前训练、指导子宫收缩时的呼吸等来减轻产痛;分娩时按摩疼痛部位或利用中医针灸等方法,也能在不同程度上缓解分娩时的疼痛,这也属于非药物性分娩镇痛。

无痛分娩的过程是医生和产妇一起参与并共同制订计划的,有利于医生和产妇的沟通。还能够使医生及护理人员更多关注产妇的变化,如果母体或胎儿一旦发生异常,就可以及早被发现而得到及时治疗。

7. 什么是坐式分娩

长久以来,仰卧位分娩成为传统,因其便于医生监测胎心、观察产妇及保护会阴和接生。其实自然分娩还有其他姿势,坐式分娩便是其中一种。坐式分娩有以下优点:受地心引力的影响,胎宝宝出生时身体呈加速下坠的状态,缩短了分娩时间,产妇感受的痛苦也较少,而且产妇在分娩时可以环视周围一切,能减少紧张、恐惧与不安的情绪。但是坐式分娩可能会因为产程快、难以保护会阴从而导致会阴裂伤或损伤盆底,增加了女性患子宫脱垂、阴道壁膨出等妇科疾病的隐患。

8. 什么是导乐分娩

导乐是希腊语"Doula"的音译,原意为一个有分娩经历的妇女帮助一个正在分娩的妇女,现指一位经过培训和有经验的人,可以在产妇分娩前后向产妇在物质上、情感上以及教育上提供连续帮助的护理者。中国导乐新概念里,导乐是指一个具有爱心和乐于助人品德、有接生经验并经培训考核合格的助产士,对产妇进行一对一陪伴并进行助产的过程。

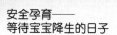

导乐给予的支持是产妇身边亲密关系的人所无法替代的。

产妇在分娩过程中由于紧张和焦虑而影响分娩,由于"导乐"在整个分娩过程中自始至终陪伴在产妇身旁,并根据自己的分娩经历及掌握的医学常识,在不同的产程阶段提供有效的方法和建议,减轻了产妇心理压力,增强自然分娩的信心,有利于母婴健康。

 9. 什么是水中分娩

 水中分娩,顾名思义,就是在水里生孩子。医学定义是:新生儿娩出时完全浸没在水中。水中分娩过程中新生儿的头部必须是完全浸没在水中直到身体全部在水下娩出,随后立即将新生儿抱出水面。

水中分娩用特制分娩池代替了传统的产床,分娩用的水为等渗、40℃,类似于羊水性质。水中分娩适宜的水温能使产妇感到镇静,有利于宫颈扩张。而水的浮力则有助于身体发挥自然节律,便于翻身和休息,而且产妇在水中能自主调节体位,使得分娩用力更为自然,从而缩短产程,减少出血量;也降低了会阴裂伤的发生率,胎心也不易出现异常变化。

由于分娩池与母亲子宫内的羊水环境类似,宝宝离开母体进入水中而不直接与大气接触,缓解了宝宝出生时重力对脑细胞的冲击以及外界对宝宝的刺激,因此胎宝宝娩出以后更容易适应这种外部环境。

但水中分娩有严格的适应证,适用于中等大小的胎儿(3000克左右)并且准妈妈没有妊娠合并症及并发症,胎儿过大过小都不适合水中分娩。

 10. 会阴侧切是怎么回事

 阴唇和肛门之间的部位是会阴,通常只有2～3厘米长,但生产时可以拉伸至约10厘米长,这是身体为了适应宝宝的诞生在激素作用下发生的改变。初次分娩时,拉伸会阴是相对较困难的,为了防止产妇会阴撕裂、保护盆底肌肉或促使胎宝宝尽快娩出,接生人员要在会阴部做一个切口以扩大软组织出口,使宝宝更容易娩出,这就是会阴切开术。

会阴切开术不仅包括侧切,还可以中切。初产头位分娩时如果存在以下情况要做会阴切开术:①会阴弹性差、阴道口狭小或会阴部有炎症、水肿等情况。②胎儿较大,胎头位置不正,再加上产力不强,胎头被阻于会阴迟迟不能娩出。③35岁以上的高龄产妇,或者合并有高血压等异常情况时,为了缩短产程,减少分娩对母婴的威胁而行会阴切开术。④子宫口已开全,胎宝宝的头已经接近阴道口,估计短时间内能够分娩,但是胎儿有明显的缺氧现象,为了胎宝宝尽快娩出摆脱缺氧环境而做会阴切开。⑤借助产钳或胎头吸引器助产时需切开会阴。

 11. 会阴侧切有好处吗

会阴侧切的优点在于:能够人为扩大会阴出口,使胎宝宝更容易娩出,缩短了产程,减少产妇的体力消耗,避免产妇骨盆和外阴过度受压,减少以后子宫脱垂、小便失禁的发生率,也能避免自然分娩时发生外阴撕裂而导致伤口难以缝合、愈合以及以后形成明显的瘢痕。

有些产妇担心做了会阴侧切术后,会使阴道内的神经受损、会把缝合用的线结残留在阴道内、使阴道变得松弛,从而影响产后的性生活。其实,这样的担心完全没有必要。这么小的切口,又及时地进行了缝合,很快就会愈合的。而且切口一般五六天就会长好并拆线;阴道里面的切口是用可吸收线缝合的,很快就会被机体吸收,所以阴道内不会残留线结,也不会使产妇在产后过性生活时有异物感。会阴侧切后外阴的阻力被去除,胎儿更快地娩出,减轻了胎头对阴道的压迫,这样有利于阴道弹力纤维的恢复,所以会阴侧切非但不会使阴道变得松弛,反而有利于恢复。

12. 分娩过程中准爸爸的工作有哪些

 在分娩过程中准爸爸不能只做个事不关己的旁观者,聪明的准爸爸应该是有备而来,在关键时刻发挥作用。那么在分娩过程中准爸爸的工作有哪些呢?

(1)首先应了解一下分娩过程,做好充足的心理准备。分娩过程中准爸爸要了解分娩的疼痛是正常的,不要因为妻子宫缩疼痛而焦虑紧张、慌乱不安,这样不但不能照顾好妻子,反而增加妻子的焦虑。妻子在疼痛的干扰下,情绪难免产生波动甚至无理指责和对丈夫发火,丈夫应用宽大的胸襟去包容,并冷静地指导她做一些可以减轻疼痛的办法。

(2)帮妻子缓解疼痛,准爸爸不能代替妻子承受分娩的痛苦,但紧握妻子的手,对她说亲密鼓励的话,可以让她缓减精神压力,放松紧张的心情。也可以为妻子搓揉腰际、大腿、小腿等部位缓解疼痛,或和她一起进行放松的呼吸练习,鼓励她配合子宫收缩,按节奏用力。

(3)准备合适的充足的食物。在正常分娩的第一产程中,产妇消耗的体力和精力都很大,这时要及时地补充水分,可适当地补充巧克力、米粥等易被人体吸收并能产生热量的食物。如果选用蛋白质、脂肪类食物,会在胃里停留较长时间,易导致产妇胃部不适甚至呕吐。

(5)当宝宝呱呱坠地时,这个漫长而艰难的历程总算是走过来了,你心中的石头也算是落了地。此时不要只考虑到自己见到宝宝的兴奋,已经疲惫不堪的妻子和你有同样的心情,应感谢妻子这么辛苦为这个家庭养育了一个健康可爱的宝宝,并和妻子一起分享与宝宝初次见面的喜悦。

 13. 胎位不正的孕妇如何安排分娩计划

 能否顺利自然生产,胎位是否正常是重要的因素,胎位不正的准妈妈应提前安排好分娩计划以降低难产的风险。

一般来说,孕妇在足月时所谓的正常胎位,指的是胎儿头朝下、臀部朝上的状态,由于胎儿的头部比身体重,大约96％的胎儿是这种胎位,临床上称为"头位"。体重适中的头位胎儿大部分能顺利地经阴道自然分娩。胎位不正指的是孕妇在足月妊娠之后,胎儿在子宫内的位置不是头部向下而是臀向下甚至肩部向下的情况。绝大多数的孕中期臀位都能在孕晚期转为头位,对于孕37周之后的胎位不正,准妈妈应该咨询医生什么时间什么方式分娩更安全。有一点需要注意的是,即使是头位的胎宝宝也有可能因为和准妈妈的骨盆不太相称而发生胎位不正,这种胎位不正只有在宫缩发动之后才能观察到,比如持续性枕横(后)位、面先露、高直位、前不均倾位等。

那么胎位不正是不是一定要实行剖宫产呢?

对于孕晚期臀位、横位等胎位不正,为了降低胎儿受伤的风险,医师会建议采用剖宫产方式分娩。实践证明,对于孕晚期的胎位不正,自然分娩比较危险,有很多不确定的因素会伤害到胎宝宝和产妇,而人力有时很难控制这些因素,剖宫产相对自然分娩更安全,胎儿的并发症可以相对减少。

而对于规律宫缩之后发生的胎位不正如持续性枕后位、面先露等,临床医生会根据产妇骨盆、胎位、胎儿大小等情况来综合考虑继续分娩的方式,如发现产程难以进展或胎儿有缺氧的情况则须转为剖宫产分娩。

综上所述,如果出现胎位不正的情况,就应该及时与医师沟通,权衡利弊得失,评估骨盆与胎儿的大小以及胎位的状况决定分娩方式。

 14. B超发现脐带绕颈的孕妇能自然分娩吗

脐带缠绕,是脐带异常的一种,以缠绕胎宝宝颈部最为多见,称为脐带绕颈,其次为缠绕躯干及肢体,这比较少见。通过B超检查可在产前看到胎儿是否有脐带绕颈。

胎宝宝在母体内并不老实,它在空间并不很大的子宫内翻滚打转,经常活动,这时有可能会发生脐带缠绕,一旦发生脐带缠绕是没有办法矫正的。

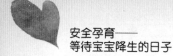
脐带缠绕对宝宝有无危害、危害的程度因个体情况不同而不同,因脐带的长度、缠绕的圈数和有无宫缩都能影响到宝宝的安全,严重者甚至可以导致宝宝缺氧,极个别的情况下甚至会导致胎儿死亡。

脐带血管长度较脐带长,平时血管卷曲呈螺旋状,而且脐带本身由胶质包绕,有一定的弹性,所以在没有宫缩的情况下,正常长度的脐带缠绕并不会对宝宝产生危害。临产以后,随着宫缩加紧,下降的胎头将缠绕的脐带拉紧时,宝宝的血供会减少,便会发生缺氧。

发现脐带绕颈后,不一定都需要剖宫产,也就是说脐带绕颈不是剖宫产指征,只有胎头不下降或胎心有异常(胎儿缺氧)时,才需要手术。

 15. 怎样自己估算胎儿大小

 测量胎儿体重的方法是较多的,孕妇可以通过以下两种方法自己估算胎宝宝的体重:

双顶径法:双顶径(BPD)1毫米相当于体重 367.7 克

四部触诊法:胎儿体重=宫高×腹围±200(克)

需要注意的是,由于受到孕妇腹壁脂肪厚度、羊水量、胎头入盆深度等因素的影响,这两种方法的准确性往往不及超声测量法高。

 16. 医生用什么方法估计胎儿大小

 医生预测的方法可分为临床测量和超声测量两种。

临床上是通过测量宫高和腹围结合孕妇的体型及医生的经验来大致估计胎儿的体重。

超声检查估计胎儿体重较为准确。通过对胎儿多项径线如双顶径(BPD)、股骨长(FL)、腹围(AC)、头围(HC)等的测量,利用数理回归法所得的计算式来估计胎儿体重。

 17. 在家里突然破水怎么办

 "破水"其实是胎膜破裂、羊水流出的俗称。

准妈妈如在家中突然发现阴道流水,不要紧张、慌张,一定要减少活动,采取平躺姿势,垫高臀部,以防脐带脱垂,带好保健手册及时去医院就诊。就诊时应带上流水后浸湿的内裤或卫生巾以便帮助医生诊断。有时准妈妈感到阴道分泌物增多可能误认为是破水,这种情况与医学上的"高位破膜"不易区分,因此只要感到阴道流水,无论多少,都应该去医院就诊。

早破水传统上认为会造成难产,老百姓叫"干生",但目前认为一般不会影响自然分娩,只有羊水流出太多导致出现胎盘或胎心异常才实行剖宫产分娩。

 18. 什么是胎膜早破

胎膜早破俗称"早破水",指在临产前发生的胎膜破裂。孕期任何孕周均可发生胎膜早破,但更多见于妊娠中晚期。孕 37 周之前的胎膜早破预示着早产的发生。

一般来说,胎膜早破表现为不伴腹痛的阴道流水。胎膜早破发生时,阴道内突然有大量稀薄的水样液体流出,可湿透内裤,时断时续,像排尿一样,但又不受控制。这种阴道流水通常在起立、咳嗽等增加腹压时增多,平卧时减少甚至停止。

19. 什么原因可引起胎膜早破

 胎膜早破的病因不十分明确,根据研究,常见的原因有:

(1)胎膜发育不良:除胎膜本身因素外,孕早期孕妇维生素C缺乏、铜缺乏和孕妇吸烟等因素与胎膜发育不良有关。

(2)感染:生殖道感染是胎膜早破的最重要原因。

(3)子宫颈功能不全:由于本身发育原因或是机械损伤引起子宫颈内口松弛,不能承受妊娠引起的宫腔压力而发生胎膜早破。

(4)宫腔内压力异常:宫腔内压力不均匀和压力过大可导致胎膜早破。胎头和骨盆不相称、臀位等胎位不正导致宫腔内压力不均匀;双胎妊娠、羊水过多、剧烈咳嗽和排便困难导致宫腔内压力过大。

(5)创伤和机械性刺激:妊娠晚期的性生活、羊膜腔穿刺、多次阴道检查等刺激可引起胎膜早破。

 20. 胎膜早破有什么危险

 胎膜早破增加宫内感染与脐带脱垂、胎盘早剥的风险。

胎膜破裂后,外界的细菌会沿着这个破口侵入到宫腔内,进一步在宫腔内滋生而发生宫内感染。准妈妈的感染首先表现为子宫内膜及子宫肌层的炎症,进一步可导致感染中毒性休克的发生。而胎儿的感染可发生新生儿窒息、肺炎、败血症甚至导致新生儿死亡。

在胎膜突然破裂的瞬间,随着大量羊水流出,脐带有可能随着羊水而脱出到胎膜破口处,这种情况称为脐带脱垂,也有可能发生胎盘早剥(胎盘在胎儿娩出前剥离)。这两种情况中任何一种一旦发生均非常凶险,都会在很短的时间内引起胎儿宫内缺氧甚至死亡。这时医生为母儿安全会争分夺秒做紧急剖宫产手术将胎宝宝取出。

21. 脐带脱垂风险大吗

 脐带脱垂对产妇的影响不大,对胎儿则危害极大。

脐带脱出于胎膜破口处,胎宝宝的头随着下降会压迫到脐带,减少了脐带内的血流,从而导致胎宝宝的血液供应减少。这会直接导致胎宝宝缺氧、出生后发生窒息,而持续缺氧在几分钟内就可以导致胎儿的死亡!

 22. 什么叫难产

难产即是"困难生产",是指在分娩过程中出现的产程进展异常及分娩受阻,导致胎儿娩出困难,原因一般为:产妇骨盆异常、胎儿较大、胎位不正、宫缩乏力。

只有少部分难产能在临产前作出诊断,大部分是在分娩过程中通过动态观察,综合分析才能做出诊断。

 23. 胎头吸引是怎么回事

胎头吸引术是一种协助自然分娩的手段,在病情需要的情况下可帮助缩短第二产程。具体方法是:在会阴局部麻醉和侧切后,采用一种特制的胎头吸引器置于胎头上,形成负压后吸住胎头,轻轻向外牵拉,协助胎头娩出。

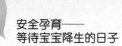

 24. 产钳是怎么回事

产钳助产术也是一种协助阴道分娩的手段,在宫口开全、胎头已入盆的条件下,如有难产、胎儿缺氧等异常情况时可帮助缩短第二产程,作用与胎头吸引类似,但应用范围较胎头吸引更广。产钳是产科常用手术工具,分为左右两叶,两叶可以固定,固定后两叶之间形成胎头大小、与胎头形状类似的空间。

 25. 产钳和胎头吸引对胎儿有伤害吗

产钳和胎头吸引术都是助产的方法,因为是有器械的操作,所以有发生胎宝宝受伤的可能性。但只要手法得当,放置位置正确,胎宝宝受损伤的发生率还是比较低的。

可能发生的损伤有:新生儿面部皮肤的压痕或擦伤(最常见)、新生儿颅骨骨折、新生儿头皮损伤、水肿或血肿、新生儿颅内出血等。

Part 12

小宝宝生出来了

宝宝，爸爸妈妈想对你说：

Q 1. 医生怎样给新生宝宝打分

A 宝宝一来到这个世界上，就面临着人生的第一次考核。医生在孩子出生后会立即检查其身体状况，根据皮肤颜色、脉搏、呼吸、肌张力及运动、反射五项体征，使用"Apgar"评分进行评估，简称阿氏评分。一般在出生后 1 分钟及 5 分钟各评估一次，必要时于生后 10 分钟时再次评估。

1 分钟 Apgar 评分结果：各项总分 8～10 分为无窒息，4～7 分为轻度窒息，0～3 分属重度窒息。大部分新生儿的评分在 7～10 分之间。

Q 2. 新生儿评分有什么意义

A 新生儿 Apgar 评分是对新生儿情况的综合分析，用于判断有无新生儿窒息及窒息的严重程度。1 分钟评分主要反映胎儿出生之前在母体子宫内的情况，提示是否需要进行新生儿复苏，5 分钟及 10 分钟评分有助于判断窒息后复苏的效果及预后。轻度窒息的新生儿一般经清理呼吸道、吸氧等措施后会很快好转，预后良好；重度窒息的新生儿则预后较差。

Q 3. 新生宝宝为什么需要与妈妈皮肤接触

A 母婴皮肤接触是指宝宝断脐后，如果没有窒息、体重极低等异常情况，使母亲胸部裸露，再将宝宝裸体放在母亲胸前，宝宝胸腹紧贴母亲胸腹，进行皮肤接触。此时小宝宝舒服地俯卧在母亲的怀中，会自动将头转向乳头处进行觅食，可帮助宝宝含住乳头，进行早吸吮。剖宫产的母亲,如术中母亲清醒,可让小宝宝与母亲脸贴脸,或让母亲用手抚摸孩子的脸蛋、胳膊等进行部分皮肤接触。

可爱的胎宝宝从妈妈温暖安静的子宫来到这个世界,新奇、兴奋,但也会感到陌生。宝宝通过皮肤接触增加了安全感,降低了出生早期的应激反应,更好地维持生命体征的稳定;皮肤接触促进母婴交流,传递着妈妈的爱,是婴儿神经和体格发育不可缺少的营养品,可以增强抵抗疾病的能力,增进食欲,减少哭闹、延长睡眠时间。经过辛劳分娩的母亲触摸、拥抱盼望已久的宝宝,会感到莫大的欣慰,疲劳被驱散,疼痛会减轻。母婴皮肤接触对于新妈妈产后恢复、母乳喂养、预防产后抑郁症都有益处。

4. 小宝宝什么时候开始吃奶

小宝宝在出生后半小时就可以享受人生的第一顿美餐——乳汁了。

小宝宝天生就会吸吮,出生后半小时内,婴儿觅食反射最强烈,以后逐渐减弱,24 小时后又开始恢复。所以小宝宝出生后半小时内就可以进行母婴皮肤接触,帮助小宝宝含住乳头,并保证吸吮 30 分钟以上,让小宝宝及早适应母亲乳头,并通过有力的吮吸刺激促进母亲乳汁的分泌。

5. 母乳和婴儿奶粉哪个好

母乳对新生宝宝而言是最天然的、合理的营养品,是每个妈妈为宝宝定制的食物,它为宝宝带来的好处是其他任何喂养方式所无法替代的。母乳所含营养成分比例合适,容易被婴儿消化、吸收并且不易过敏。母乳具有孩子 6 个月以内生长发育所需要的几乎所有营养素,而且其成分及比例还会随着婴儿月龄的增长而有所变化,以适应婴儿不同时期的需要。母乳的一些特别的成分有利于宝宝脑生长,促进智力发育并能增加宝宝的抵抗力。母乳中还含有能抑制癌细胞生长的物质,能减少宝宝以后患癌症的可能性。所以除非是病情不允许哺乳,母乳是宝宝的第一选择。

　　婴儿配方奶粉又称为母乳化奶粉,是以牛乳或其他动物乳或其他动植物成分为基本成分,适当添加营养素,可供给婴儿所需营养的人工食品。对于0~12个月的婴儿来说,如果能够吃到母乳的话,当然是母乳最好,无论人工改造的婴儿奶粉如何"高级",都无法与母乳相比。不过,如果新妈妈确实奶水不足或者病情不允许哺乳,那么退而求其次,就一定要选婴儿奶粉了。婴儿配方奶粉以牛乳为基础,应用了营养学研究的各种成果,模拟母乳的成分进行调整,在代母乳制品中是最适合婴儿食用的。

　　总之,母乳是公认的最适合宝宝的食物,婴儿配方奶粉能够接近母乳,但永远不可能超越母乳。

 6. 喂宝宝的姿势有讲究吗

　　给宝宝喂奶看似简单,其实是件很辛苦的事情,其中哺乳姿势很重要。哺乳姿势也有很多种,有摇篮抱法、交叉摇篮抱法、足球抱法和侧卧抱法,每种姿势各有特点,常用的有摇篮抱法和侧卧抱法。新妈妈要选择一种最适合自己和宝宝的姿势,既能让宝宝舒适进食,又能最大限度减轻妈妈的辛苦。

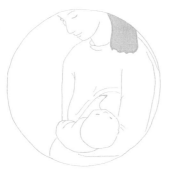 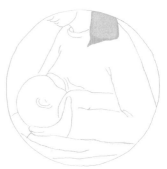

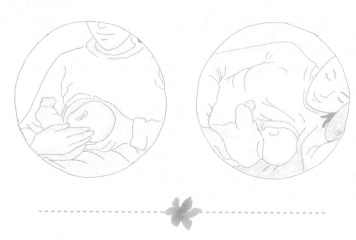

Q 7. 宝宝应隔多长时间吃一次

A 　　宝宝究竟多长时间喂一次奶最合适？国际母乳协会提供的建议是：按需喂养而不是按时喂养。

　　每一个婴儿都有其天生的独特性格，首先就表现在吃奶的方式上，有的婴儿吃得又快又猛，有的却吃得温柔缓慢，有的还会吃着吃着就睡着了，过一会醒来又要吃；吃奶的量也会有变化，有时吃得多，有时少。因此无须规定婴儿一天喂多少次奶，每次喂多少量，婴儿什么时候需要吃奶就什么时间喂。

　　在产后头几小时和最初几天为促进乳汁分泌，以少食多餐为原则，需要经常吸吮，出生头 3～4 天，每隔 2～3 小时需要吃一次奶，夜间需要吃 2～3 次，因为 6 周以前的婴儿很少有一次可睡 5 小时以上而不因饥饿醒来的情况。随着以后婴儿逐渐长大，进食量的增加，喂奶的间隔时间也会逐渐延长。婴儿长到 3 个月后，一般大约每隔 4 小时需要吃一次奶，夜间需要吃 1～2 次奶。随着婴儿长大，要逐渐拉长夜间喂奶的间隔时间，直至夜间不再喂奶，以便让母亲得到充分休息。

8. 乳房胀痛怎么办

 哺乳期的妈妈们经常会有乳房胀痛的情况。

乳房胀痛最常见的原因是因为乳汁淤积,首选的方法是哺乳,让婴儿多吸吮,尽量母乳喂养,宝宝吃饱以后,再用吸奶器将乳房中剩余的乳汁排出。热敷可改善乳房循环,缓解胀痛。热敷的温度不宜过热,注意避开乳晕和乳头部位,以免烫伤。热敷过后配以按摩,再将乳汁挤在容器中。有一些散结通乳的中药也可以口服作为辅助治疗。若出现乳腺炎的情况,患侧乳房应暂停哺乳并采取措施排出乳汁,同时及时就诊进行抗感染治疗。

很多产妇在哺乳期内会有月经,而在月经前后往往会感到乳房胀痛。此时的乳房胀痛是因为女性生理结构的原因引起的,并不是什么病,所以不用太过担心。哺乳期的妈妈发生乳房胀痛,不要紧张焦虑,应积极采取措施消除,丈夫和家人也一定要给予安慰和支持,如情况控制不佳或进一步加重要及时就医。

 9. 孕妇乳头凹陷怎么办

如果乳头较扁或较短,或乳头有凹陷,但尚能被拉出,可以在孕 36 周之后轻轻提拉乳头,手法矫正,产后也可以正常哺乳。这种情况下可能哺乳会有些困难,但仍应坚持哺乳,方法是:每次将乳头轻轻拉出,送入宝宝口中,待其能含住乳头并能吸吮了,即告成功。孕婴店中也会有乳头矫正器,对乳头较短或者较扁者有一定效果。因乳头通常是内陷的,故应特别注意乳头处的清洁,于每次哺乳前后均应清洗乳头,避免因乳头周围残留乳汁及污垢而引起继发感染。

严重的乳头凹陷则表现为乳头深陷于乳腺内,不能拉出,此种情况则影响授乳,并且易发生感染,不可强行往外拉拽乳头,应于孕前咨询整形外科,是否能够手术矫正。确实不能哺乳者,应尽早回乳,以免发生急性乳腺炎。

Q 10. 母乳不足怎么办

A　　新妈妈生乳开始于产后 2～3 天，早吸吮、早接触、早开奶，这是保证母乳充足的关键，也是保证母乳喂养成功的关键。促进泌乳量最有效的方法还是多让宝宝吸吮，增加对乳头的刺激。宝宝吃奶时应先吸吮一侧乳房，吸吮干净换另一侧乳房，尽可能把两侧乳房都吸吮净，未吸吮净的一侧乳房，可用吸奶器将它吸干净。注意补充水分，均衡饮食，不急于减肥，保证足够的休息，心情愉快，这些都是保证乳汁分泌的因素。中医药膳催乳也可以促进乳汁分泌。

　　如果在采取了以上措施后仍然母乳不足，也不要灰心，宝宝刚刚出生时母乳一般都不太多，这是很正常的，有很多妈妈都是这样，在宝宝饥饿时先让宝宝吸吮母乳，如果在吃过母乳之后宝宝还是感到饥饿，那么也要适当添加奶粉。奶粉的添加要掌握好量，如果宝宝吃奶粉已经够饱了，就会减少吮吸母奶的机会，这样一来，妈妈的乳头得不到足够的刺激，奶水的分泌自然也不会增加。添加奶粉的量随着母乳分泌的增多可以逐渐减少，直到最终母乳充足，不添加奶粉，完全实现母乳喂养。

Q 11. 怎样提高母乳的质量

A　　提高母乳质量，关键还是妈妈自身要合理饮食，加强营养。母乳是由母体营养转化而成，所以喂奶的妈妈应该食量充足，营养丰富，不偏食、挑食，因为她肩负自身恢复和宝宝成长的双重任务。

　　为了提高母乳质量，食物中应有足够的热量和水，一定量的优质蛋白、脂肪、糖类、维生素等各种营养物质，多吃营养丰富而且容易消化的食物，并多喝汤水。同时哺乳的妈妈必须有充分的睡眠和休息，保持轻松、愉快的情绪。哺乳期内应谨慎用药，许多药物都能通过乳汁进入婴儿体内，所以乳母用药，最好咨询医生。

12. 母乳喂养有哪些误区

　　母乳是宝宝的最佳食物,无论是顺产还是剖宫产,产后的母亲都应能为宝宝提供足够的奶水,这是自然界的规律。然而现在对于母乳喂养的认识上还有一些小误区。

　　误区一　4个月之内的婴儿在吃母乳之外也要喝水

　　母乳的渗透力与血浆相似,对肾脏的渗透负荷很低。对于4个月之内的宝宝,只要吃母乳营养就足够了,不需要额外喝水。

　　误区二　母乳喂养会使妈妈乳房下垂、身材走样

　　给宝宝喂奶不但不会使新妈妈的乳房下垂,反而会由于喂奶的关系让乳房变大,如果能够配合适量的运动,乳房会比以前还漂亮。同时,由于亲自带宝宝,再加上乳汁的分泌,会大大增加体能的消耗,帮助妈妈尽快恢复体形。

　　误区三　为了让宝宝睡得香,给宝宝在临睡时吃奶

　　给宝宝在睡前吃奶易造成乳牙龋齿,其次,容易发生吸呛以及降低宝宝的食欲。

　　误区四　初乳没有营养,不喂给宝宝吃

　　初乳是产后1周内分泌的乳汁,它是宝宝出生后最佳的天然营养品。它所含物质的特性和新生儿的特殊需要非常一致,不仅容易消化吸收,而且含有很多的免疫物质,增加宝宝的抵抗力。

　　误区五　母乳6个月以后就没什么营养了,应该给孩子断奶

　　正常情况下,宝宝5～6个月内依靠母乳就能够得到成长所需全部营养。6个月以后单纯依靠母乳已经不够,需要添加辅食,但是乳汁依然是宝宝营养的重要来源,所以在增加辅食的情况下,也应尽量延长母乳喂养1～2年。

　　误区六　母乳喂养要定时定量

　　每个宝宝都有自己的特点,吃奶的时间与量也不尽相同,所以要按需哺乳,无须定时定量。

　　误区七　配方奶粉和母乳的营养相似,甚至配比更科学

　　配方奶粉是根据母乳的营养研制的,它的配比只能接近母乳,永远也不可能比母乳更科学,最适合宝宝消化吸收的还是母乳。

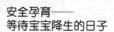
误区八　鸡汤、鱼汤、猪蹄汤是很好的发奶食品

新妈妈乳汁的分泌需要饮食种类均衡、搭配合理,适当地多喝汤水。过量的动物脂肪往往只长了母亲的体重,而且偏食蛋白质也会影响乳汁的营养比例,从而影响到宝宝的消化吸收。除了适当喝一些汤,豆制品和蔬菜下奶效果也是不错的。

误区九　生病了就要停止哺乳

并不是妈妈生病了就绝对不能哺乳,能否哺乳要根据具体病情和用药情况。绝大部分的药是不影响母乳喂养的。感冒发烧超过38℃,合并有心脏病、传染病、乳腺炎,以上情况不适宜哺乳。值得注意的是,对于乙肝病毒携带的母亲,没有证据表明母乳喂养增加宝宝感染的风险。

误区十　妈妈要上班,只能断奶

对于重返职场的哺乳期妈妈,虽然不能时时和宝宝在一起,但也无须急着给宝宝断奶,上班时间吸出乳汁储存起来留给宝宝喝,就可以实现工作哺乳两不误。

误区十一　添加配方奶粉或辅食

绝大部分的母亲在产后5~6个月都能分泌足够的乳汁喂给宝宝,医生的建议是在宝宝4~5个月以后开始添加辅食,配方奶粉则建议在断奶之后添加。

误区十二　孩子吃母乳皮肤变黄了,不能再吃

吃母乳的宝宝在出生后3个月内仍有黄疸,排除其他疾病后,可能是母乳性黄疸,轻者不需停止母乳喂养,可以少量多次哺乳,增加宝宝排泄的次数,较重的黄疸需暂停3天哺乳,退黄之后再开始哺乳,再次哺乳后黄疸不一定会再出现,即使出现也不会达原有程度。

误区十三　母乳太"硬",宝宝吃了拉肚子

母乳中的蛋白质和脂肪含量都比较高,这都是保证宝宝能正常生长发育的合理营养。母乳具有润肠的作用,能让宝宝大便通畅,而且婴儿的"食物"大多都是液体,每天排6次左右金黄色稠软便属于正常的现象,只要宝宝发育正常,1个月体重仍能增长2斤左右,就不需要给宝宝吃药,或盲目放弃母乳喂养。

13. 怎样给新生宝宝穿衣服

为宝宝穿衣服时,室内温度应保持在 22℃～24℃,湿度在 60%～65%,最好选择一个平坦的地方,并准备一些娱乐玩具或轻快的音乐以便亲子互动。宝宝穿衣纯棉质地,针织类最佳,样式宽松,舒适,忌过紧。宝宝前 3 个月长得最快,可以买适当大一点的衣服以适应宝宝的生长需求。衣服厚薄的选择接近成人就可以了,甚至还可以稍薄一点,衣服层数保持在 3 层之内。

先让宝宝平躺在床上,检查一下是否有出汗,如果有汗,不要马上脱换衣服,等宝宝的汗自然干下去时再脱衣,查看一下尿布是否需要更换,穿衣的顺序是先穿上衣再穿裤子。穿套头衫时,为了避免套头时宝宝因被遮住视线而恐惧,妈妈要一边跟他(她)说话一边进行,以分散他的注意力。注意给宝宝穿衣服时动作一定要轻柔,要顺着其肢体弯曲和活动的方向进行,不能生拉硬拽,伤到宝宝。如果宝宝经常吐奶,可以给他(她)围一个棉布围兜,或是用湿毛巾在脏的部位做局部清理,不必每次都全身上下换一套。

14. 怎样给新生宝宝洗澡

洗澡可以促进全身血液循环、保持身体清洁,利于宝宝健康成长和亲子交流,还能增加免疫力,因此应该经常给宝宝洗澡。新妈妈初次给小宝宝洗澡可能会有些不熟练,不必紧张,掌握一定技巧再经过几次实践,很快就会熟练。

首先要准备好洗澡时及洗澡后用的物品,如沐浴液、浴巾、尿布、换洗衣物等。然后调节室温与水温,将洗澡房间温度调到 25℃～30℃,洗澡水温度在 38℃,可以用成人的肘部放入水中,以不烫而是温热为宜。洗澡的步骤如下:使孩子仰面,大人用左胳膊和身体轻轻扶住孩子,左手托住孩子的头颈部,并用左拇指或中指分别按住孩子的双耳,使耳郭盖住耳朵眼,防止水进入耳朵里。先洗面部,而后洗头颈部、腋下、上身,最后洗下身。洗面部时,应用湿毛巾擦脸,不要把水直接擦在孩子脸上,以免水进到耳、鼻及口腔里。新生儿的头发、脖子、腋下、手掌心处最脏,要注意洗干净。洗毕,把孩子放在浴巾上擦干尤其是皮肤皱褶处如耳后、颈部、腋下、大腿根等部位,并用干净棉签把耳、眼的水擦干,用75%的酒精棉签擦脐部,最后穿上衣服包裹好。

宝宝脐带脱落前最好不要盆浴时间过长,以免脐部感染。洗澡时父母的动作既要快,又要轻柔。每次洗澡不能超过10分钟,宝宝身上基本没有太脏的东西,不要给孩子使劲搓。新生儿吃完奶后1~1.5小时或是吃奶前1~2个小时洗澡可以防止宝宝吐奶。

 15. 如何护理宝宝的脐带

宝宝出生后,脐带很快被剪断结扎,剪断后剩余的一点点脐带称为脐带残端。在脐带残端脱落前,脐部易成为细菌繁殖的温床。脐带结扎后留有脐血管断口,这是细菌侵入新生儿体内的一个重要门户,轻者可造成脐炎,重者往往导致败血症和死亡,因此,脐带断端的护理是很重要的。住院时医护人员会常规进行脐部消毒,并且会教会宝宝的家人如何护理好脐带残端,出院回家以后,父母就可以按照学习的方法护理,直至干燥脱落为止。

脐带残端脱落之前,尿布不宜过长,避免尿湿后污染伤口,洗澡后涂用爽身粉时应注意不要落到脐部,以免长期刺激形成慢性脐炎。要经常查看包扎的纱布外面有无渗血,如果出现渗血,则需要重新结扎止血,若无渗血,只要每天用75%的酒精棉签轻拭脐带根部,等待其自然脱落即可。愈合中的脐带残端经常会渗出清亮的或淡黄色黏稠的液体,属于正常现象。

一般情况下,宝宝的脐带残端会慢慢变黑、变硬,1~2周脱落,假如2周后仍未脱落,仔细观察脐带的情况,只要没有感染迹象,就不用担心。在脐带残端脱落的过程中,肚脐周围经常会出现轻微发红,这是正常现象。一旦宝宝脐部周围红肿、有脓性渗出物、宝宝发烧或表现出不舒服的症状,要带宝宝及时去医院就诊。

脐带残端脱落之后,脐窝会有些潮湿,并有少许米汤样液体渗出,这是由于脐带脱落的表面还没有完全长好,肉芽组织里的液体渗出所致,用75%的酒精轻轻擦干净即可,注意不要用龙胆紫(紫药水)消毒脐部。

 16. 宝宝在第一周内体重不增反降正常吗

 新生儿出生后的几天至一周内,会有体重的下降,但降幅不超过出生体重的8%,并在十天左右恢复甚至超过出生时体重,这种现象被称为"新生儿生理性体重下降"。

出现这种现象是因为宝宝出生后即开始自主呼吸,蒸发体内许多水分,同时皮肤也蒸发水分,出生后排出胎便和尿液,胃内容物的吐出,加之出生的最初几天里,宝宝睡得多吃得少等原因造成的。在出生 3～4 天时宝宝的体重达到最低点,之后逐渐回升。在出生后第 7～10 天,宝宝体重会明显增加,一般来说,生理性体重下降不必担心,只要按照科学的喂养方式及时哺乳并细心护理,宝宝的体重便能很快恢复。

如果发现体重下降的范围超出正常标准,或者体重恢复时间比正常的要晚,就要仔细找找是否存在以下原因:①母乳喂养的宝宝未能按需哺乳。②宝宝总是在睡觉。③人工喂养的宝宝牛奶量不够。④奶粉冲调过稀。如果以上原因都不能解释你的宝宝体重为什么下降的话,需要带宝宝去医院做进一步检查。

 17. 宝宝都要出黄疸吗

 黄疸是因血清胆红素升高而引起皮肤及巩膜黄染。主要是出生后胆红素的产生过多及排泄较慢所致。新生的宝宝出黄疸分为生理性黄疸和病理性黄疸，绝大多数新生儿在生后一定时期里会发生生理性黄疸。

生理性黄疸在生后 2～3 天起出现并逐渐加深，主要分布在面部及躯干部，而四肢常无明显的黄疸，在第 4～6 天为高峰，第 2 周开始黄疸逐渐减轻，第 20 天左右时基本消退。生理性黄疸不影响宝宝吃奶睡觉和生长，大小便颜色也是正常的，一般无须处理。出生后尽早开始进食和排出胎便能在一定程度上减轻黄疸。

病理性黄疸出现于生后 24 小时内，程度重，呈金黄色或黄疸遍及全身，手心、足底亦有较明显的黄疸，持续时间长，出生 2～3 周后黄疸仍持续不退甚至加深，或减轻后又加深，同时伴有贫血或大便颜色变淡。有病理性黄疸的宝宝会出现体温不正常、食欲不佳、精神不振等异常，需要及时到医院诊治。

母乳性黄疸：生理性黄疸迟迟不退，在第 2 周末黄疸反达高峰，历时 1～2 个月才退清。母乳性黄疸持续时间长，但宝宝并无异常，食欲良好，体重增长，不会造成不良后果。

Q 18. 宝宝黄疸重了有什么危害

A 新生儿生理性黄疸无须特殊处理，但病理性黄疸时应引起重视，因为它常是某些疾病的一种表现，如新生儿感染、新生儿溶血病、胆道畸形、母乳性黄疸，比较少见的疾病有遗传性疾病、产程中窒息缺氧、产后受冻、饥饿等等，需要及时治疗。

病理性黄疸对新生儿危害很大，它与儿童注意力缺陷、多动症、学习困难等病症发病率呈正相关。病理性黄疸的最大危害是胆红素脑病，表现为嗜睡、吸吮反射减弱和肌张力减退，常有手足徐动、眼球运动障碍、耳聋、智力障碍或牙釉质发育不良等后遗症。

19. 宝宝的小乳房怎么会有硬结

无论男婴或女婴出生后几天内,在乳房处可能会出现隆起,甚至还能流出乳汁一样的液体,不要紧张,这是一种生理现象,无须特殊处理。

子宫内的胎宝宝受到准妈妈血液中雌性激素、泌乳素等激素的影响,乳腺组织会有增生,出生以后,这些激素还会在宝宝体内存留一段时间,体现出的症状就是乳房肿大,甚至还可以分泌乳汁。随着宝宝的生长,他体内的这些激素逐渐代谢,最后全部分解并排出体外,乳房的硬结也随之在出生后 1～3 周自行消失。

值得注意的是,切勿用手挤压宝宝乳头,以免造成感染。如果乳房肿大、泌乳的同时伴有乳房处皮肤发红、肿胀,触之孩子即哭闹,就应考虑乳腺炎,要及时到医院诊治。

 20. 女宝宝还会有月经吗

细心的父母有时候会发现,刚刚出生的女性宝宝居然有阴道流血,有时候还有白带,家长们不必感到惊慌,其实这是一种正常的生理现象,称为"假月经"。

因为在母体内受到高雌激素水平的影响,胎宝宝阴道上皮增生,阴道分泌物增多,还可能使子宫内膜增生,出生后脱离了母体雌激素的影响,子宫内膜就会脱落,阴道会流出少量血性分泌物和白色分泌物。这种情况一般发生在宝宝出生后 3～7 天,持续 1 周左右。

"假月经"不需任何治疗,妈妈可用消毒纱布或棉签轻轻擦去阴道流出的少量血液和分泌物,保持宝宝外阴清洁就可以了。如果女婴阴道出血量较多、持续时间较长,就应考虑是否为新生儿出血性疾病,需及时请医生诊治。另外,家长要注意,不要给宝宝使用一些含有激素的药物或者护肤品,因为这类物品也有可能导致宝宝月经,如果出现这样的情况,首

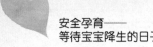
先要停用观察，必要时及时就医。

Q 21. 宝宝的"马牙"是怎么回事

A 大多数婴儿在出生后 4～6 周时，口腔上腭中线两侧和齿龈边缘出现一些黄白色的小点，很像是长出来的牙齿，俗称"马牙"或"板牙"，医学上叫作上皮珠。上皮珠是由上皮细胞堆积而成的，是正常的生理现象，不是病。"马牙"不影响婴儿吃奶和乳牙的发育，它在出生后的数月内会逐渐脱落，有的婴儿因营养不良，"马牙"不能及时脱落，这也没多大妨碍，不需要医治。

新生儿口腔黏膜很娇嫩，黏膜下血管丰富，而全身抵抗力较低，用针挑破或用布擦掉"马牙"会引起黏膜损伤，细菌便可能从破损处侵入，引起炎症，局部繁殖的细菌还会进入血液循环中，严重的可能引起宝宝败血症。如果"马牙"过大，影响婴儿吸奶，可用 2% 红汞消毒，用消毒针挑破"马牙"，放出内容物，即可愈合。

Q 22. 如何判断宝宝吃饱了吗

A 不同宝宝的奶量存在差异，还与宝宝的活动、睡眠、个体差异等有关。不能简单根据吃奶量来判断宝宝是否吃饱。年轻的妈妈们如何知道宝宝是否吃饱了呢？

（1）观察宝宝的情绪：如果宝宝清醒时精神好、情绪愉快，每天要吃 8～12 次母乳，吃母乳时会感到宝宝有力的吸吮和"咕咚咕咚"的吞咽声，至少吃空妈妈一边的乳房，吃饱后能安静地睡觉，说明宝宝吃饱了；反之，表现为哭闹、烦躁、吸吮指头、异物等。

（2）观察大小便：母乳喂养的婴儿一般每天大便 3～4 次；人工喂养的

婴儿每天大便2次左右,大便呈金黄色、糊状。小便一般每天6次以上,尿呈淡黄色或无色。若宝宝没吃饱,大小便次数就会减少,性状也会改变。

(3)观察宝宝体重增长情况:一个健康的婴儿每月应增加体重500~1000克,如体重增长缓慢甚至不长,就有可能没有喂饱。

 23. 怎样判断宝宝的大小便是否正常

新生儿可在出生后立即排小便,多数宝宝生后第一天就开始排尿,开始量较少,次数也少,第一天只有2~3次;尿色开始较深,一般呈黄色,以后随着开始喂奶,每天小便次数也逐步增多,到生后1周小便次数可增至每天10次以上,小便颜色也逐渐变淡。如果新生儿出生后24小时尚无小便排出,应该请医生检查是否患有先天性泌尿道畸形。

少数宝宝生后刚排出的小便略带砖红色,这是由于尿酸盐沉积所致,属正常现象,只需增加喂奶量后过几天即可逐渐消失,一般不必特殊处理。小便的颜色、次数以及每次小便量异常或宝宝排尿时疼痛哭闹,这些都是疾病的征兆,应及时就医。

新生儿出生后24小时内排出的棕褐色或者墨绿色黏稠的大便,称为"胎便",一般3天后胎便就排干净了。如果新生儿出生24小时后尚无大便排出,应该请医生检查是否患有先天性消化道畸形。吃母乳的宝宝大便逐渐过渡为金黄色,呈软糊状,每天排便2~3次以上,有酸味但不臭。吃牛奶的宝宝大便多为淡黄色或黄棕色,较硬、成形,略带臭味,每天大便1~2次。母乳不足而添加牛奶的宝宝,粪便与人工喂养的宝宝基本相同。添加辅食后的宝宝的大便会自然变得比较黏稠,也会变得比较臭。小宝宝大便的次数和颜色形状均与每天的饮食密切相关。细心的父母如加以仔细观察,就能作出基本的判断。如果宝宝的大便出现以下情况,就要引起家长的注意:

(1)宝宝的大便如果是绿色的,比较稀薄,而且不均匀,有白色小凝块,每日排便数次,常常是消化不良的反映。如粪便有酸臭味,泡沫很多,可能是糖类消化不良；大便中皂块多或有脂肪颗粒，说明是脂肪消化不良；如大便有明显腐臭味，可能是蛋白质消化不良。

（2）粪便中水分增多，呈汤样，水与粪便分离，而且排便的次数和量有所增多。这是病态的表现，多见于肠炎、秋季腹泻等病。

（3）大便稀，呈黄绿色且带有黏液，有时呈豆腐渣样。这可能是霉菌性肠炎，这类宝宝可能同时还会患有鹅口疮，需到医院就诊。

（4）大便变稀，含较多黏液或混有血液，且排便时婴儿哭闹不安，应该考虑是不是因为细菌性痢疾或其他病原菌引起的感染性腹泻。

（5）大便呈白色或陶土色，且伴有黄疸、瘙痒等症状。首先考虑是胆道梗阻，其次进食牛奶过多或糖过少，粪便也可呈现灰白色，质硬。

（6）血便。血便的表现形式多种多样，不同性状的血便提示不同的疾病，需要立即到医院诊治。

 24. 怎样判断新生宝宝的身体状况是否正常

新生儿降生之后，医院都会对宝宝进行全面的检查。作为爸爸妈妈，可以从宝宝的哭声、吃奶和大小便、黄疸等方面来判断宝宝的身体状况是否良好。

正常情况下，宝宝如果饿了或是拉尿了会啼哭，这种哭声是响亮而有力的，但如果是由于疾病而引起的哭闹，哭声就会有明显不同，表现为尖声哭、嘶哑地哭或低声无力地哭，而且还可能伴有脸色苍白、神情惊恐等反常现象，拥抱安抚无法使哭声停止。健康的新生宝宝吃奶时吸吮有力，一次能吃 30 毫升左右，吃饱后神情愉悦。宝宝出生后 24 小时内排尿、解大便。宝宝出生后即有觅食、吸吮、吞咽及拥抱等反射，也会有吐舌头、眨眼、张嘴巴、挥舞胳膊小腿等动作，出生后 3～7 天听觉逐渐增强，听见响声可引起眨眼等动作。新生儿的体温略高于成人，在 37℃～37.6℃，脉搏以每分钟 120～140 次为正常，头两周每分钟呼吸 40～50 次。多数新生儿出生后第 2～3 天皮肤轻微发黄，4～7 天黄疸达高峰，之后逐渐消退。

25. 新生宝宝头顶"产瘤"怎么办

新生儿出生后头顶可能有瘤样隆起,多位于枕部,称为产瘤。在分娩过程中,由于产道挤压,胎头受压颅骨互相重叠逐渐变形,胎头皮肤、皮下组织血液循环受阻,局部出现充血、水肿,形成产瘤,尤其在产程延长的情况下表现更为明显。产瘤是头颅皮肤一过性水肿,出生后2～7天逐渐变小、消失,并非是颅内出血,也没有殃及脑细胞,所以不会影响婴儿智力。至于头颅变形也是暂时的,新生儿骨质柔软,易变形也易恢复,所以家长无须为此而担忧,不需处理。家长在照顾宝宝时,可稍微抬高或变换宝宝的头部位置,以利于产瘤吸收。

26. 新生宝宝总在睡觉正常吗

新生儿大部分时间都在睡觉,一般来说每天最多可以睡到20个小时左右,不要去打扰他,睡觉能促进宝宝脑部发育。如果环境安静舒适,新生宝宝每2～4小时醒来要吃奶,吃饱之后觉醒数分钟到1小时,然后进入睡眠。每个宝宝都有其独特的睡眠习惯,有的宝宝睡得多,有的睡得少,只要清醒状态下宝宝精神好、吃奶好并大小便正常,就可以不用担心。新生儿睡觉多少和新生儿的气质也有一定关系,文静型气质的新生儿睡觉较多且有一定的规律,并很容易入睡,醒来也很少吵闹,活泼型的宝宝则相反。

27. 对新生宝宝进行按摩有什么好处

按摩对新生宝宝来说很有好处,它能促进宝宝的身体和心理的发育。

首先,按摩可以增进亲子感情,放松宝宝的情绪,宝宝在妈妈的抚摸下会感觉被妈妈的爱包围着,这能增强孩子的安全感和自信心;而妈妈一边按摩一边对宝宝说话可以促进宝宝听力和视觉的发育,按摩对宝宝的刺激也能让宝宝的反应更灵活、运动更协调。其次,按摩可以给妈妈一个全面观察宝宝的机会,如宝宝的身体两边是否对称,头部有无斜颈,双手是否一样在摆动,还能观察到宝宝的反应及是否有听力和视力问题。对于身体不舒服的宝宝,按摩可以让疼痛减轻,紧张情绪缓解,促进宝宝安然入睡。

 28. 给宝宝按摩前要准备什么

进行按摩最好是在宝宝的卧室或者熟悉的房间,房间温度最好在 25℃～28℃,光线不要太亮,尽量不要直射眼部。按摩时可以放一些轻柔的音乐,帮助宝宝和妈妈或者爸爸放松身心。按摩前,按摩者应当将指甲剪掉并且打磨光滑,然后将佩戴的手表、戒指、手链等饰品摘除,用热水洗净双手,增加手掌温度,在手心涂上婴儿专用的润肤露或者润肤油,以减少皮肤的摩擦,保护宝宝的皮肤。

给宝宝按摩的最佳时机,就是宝宝精神状态良好时,如不疲倦、不烦躁、不饥饿,眼睛看起来又亮又有神,逗弄他(她)时会笑。时间最好选在宝宝沐浴前后、午睡前以及晚上睡觉之前。如果宝宝有些昏昏欲睡,最好不要进行按摩,以免造成不必要的身体与心理负担。

 29. 什么样的按摩油最适合你的宝宝

 使用按摩油的目的,在于减少按摩时的摩擦力,避免擦伤宝宝的皮肤,让宝宝、妈妈都舒适,所以新生儿按摩油以无色无味、天然成分为佳,按摩油中如含有必需脂肪酸还可以有效防止皮肤干燥、出疹。符合条件的乳液也可以使用,但因吸收较快,按摩时会需要不断添加新乳液。

市面上按摩油的种类很多,家长在购买时要遵循植物性、冷压性、无香味三大原则。植物油分子小,比动物性油脂更利于吸收,尤其以杏仁油吸收最快,而矿物油容易阻塞肌肤毛细孔,不适合使用在宝宝稚嫩的肌肤上。冷压性即物理性压榨萃取,能保留油脂中的养分,去除因高温萃取而变质的危险。父母的气味是建立亲子关系的关键,而且添加在按摩油中的香精可能会刺激宝宝娇嫩的皮肤甚至产生过敏反应,所以按摩油选择无香味的较为合适。

要涂抹在宝宝身上的东西,最好也可以食用,但符合上述条件的产品,难免价格也比较高,也可以去超市购买第一次萃取的橄榄油、葵花籽油等食用油,经济又实惠。

 30. 怎样给给宝宝按摩

按摩从头部开始,注意避开囟门,用指腹从中心向外按摩宝宝的前额,轻轻从宝宝额部中央向两侧推,移向眉毛和双耳,依次眉头、眼窝、人中、下巴。

往下按摩宝宝的颈部和肩膀。先从宝宝的颈部向下抚触,慢慢移至肩膀,由颈部向外按摩。用手指和拇指按摩宝宝的脖子,从耳朵到肩膀,从下巴到胸前。按摩胸部时,双手放在两侧肋缘,右手向上滑向婴儿右肩,复原,左手以同样方法进行。

腹部,按顺时针方向按摩,但是在脐痂未脱落前不要按摩该区域。用手指尖在婴儿腹部从操作者的左方向右按摩,从肚脐向外做圆周运动,以顺时针方向逐渐向外扩大。

四肢按摩,首先将婴儿双手下垂,用一只手捏住其胳膊,从上臂到手腕轻轻挤捏滚揉,然后用手指按摩手腕。最后用拇指从手掌心按摩至手指,并用拇指指腹抚触宝宝每一根手指。然后按摩宝宝腿部,从宝宝大腿开始向下,然后从大腿向脚踝方向轻轻抓捏宝宝的腿,并加入滚揉动作。轻轻摩擦宝宝的脚踝和脚,从脚跟到脚趾进行抚触,然后分别按摩每根脚趾。

最后按摩后背,轻轻地把宝宝翻过来呈俯卧式,从颈部向下按摩,然后用指尖轻轻按摩脊柱两边的肌肉,同时用拇指轻轻挤压宝宝的脊骨。

31. 给宝宝按摩要注意什么

除了以上谈到的按摩地点、时间、时机和物品准备外,给宝宝按摩还要注意按摩手法,要从轻开始,慢慢增加力度,以宝宝舒服为宜,按摩时间从5分钟开始,以后逐渐延长到15~20分钟,每天1~2次。

给小宝宝按摩时,要注意小宝宝的体温、脉搏、呼吸、神志及全身状况。有异常情况的,应该查清症状后再决定是否可以实施按摩治疗。如果小宝宝的皮肤有破损、病变时,应审慎实施按摩治疗,必要时应停止按摩,待皮肤破损处痊愈后再行按摩治疗。不要强迫宝宝保持固定姿势,如果宝宝有抵触,则需减轻力度,等宝宝安静下来再继续按摩,若一直有抵触就停止按摩。新生儿的腹部按摩须在脐痂完全脱落后进行。为宝宝做背部按摩时,要特别注意翻身时不要碰到硬物。

32. 新生宝宝怎样进行体格锻炼

适当的体格锻炼,可以促进幼儿的新陈代谢,增强体质,提高对疾病的抵抗能力,所以应积极提倡。体格锻炼要从婴儿开始,根据宝宝不同年龄和个体特点,系统地、循序渐进地进行。

新生的宝宝如何进行体格锻炼呢?

首先,给宝宝适当的穿衣是首当其冲的体格锻炼,这种锻炼可以使宝宝更好地适应外界气温的变化。

其次,可以给宝宝进行温水浴、日光浴和空气浴。温水浴在宝宝脐带脱落后即可采用,注意水温要适宜。日光浴宜在上午 10～12 时进行,新生儿满月后就可逐渐增加晒太阳的时间,以后随着年龄增长,可与游戏、散步同时进行,也可以在太阳下直晒,让宝宝全身得到均匀照射,但要注意保护眼睛并及时补充水分。宝宝从出生到成长的过程中都可以进行空气浴,利用空气温度与小儿皮肤表面的温度差来进行锻炼,增强机体对外界自然环境的适应能力。

体格锻炼的另一重要方法是抚触和被动操。抚触是开始于新生儿期的全身按摩,随着宝宝的体格发育,抚触渐渐过渡到被动操,这一系列锻炼使宝宝全身的肌肉得到按摩,促进了血液循环,能有效促进宝宝体格发育。

 33. 决定宝宝智能的因素有哪些

 宝宝智力高低有先天和后天的影响因素。

先天性原因是父母的遗传。一般来说,父母的基因决定了宝宝的智商水平。从遗传学角度来说,决定宝宝智能发育的基因位于 X 染色体上,这些基因决定了宝宝大脑皮质的发育程度,所以子女聪明与否关键在于母亲,而父亲的基因则更多地决定后代的情感和性格类型。

宝宝智力高低的后天性原因,要关注下列有关因素。首先选择在最佳生育期孕育宝宝。准妈妈在孕期要保持愉快轻松的心情,一定戒烟戒酒,平衡饮食,保证蛋白质的摄入,减少脂肪的摄入,避免肥胖。宝宝出生后选择母乳喂养,适当地锻炼宝宝的听觉、视觉、情绪反应,促进宝宝的大脑发育。

34. 怎样开发新生宝宝大脑的潜能

　　每个新生宝宝只要出生时是健康的,都拥有巨大的发展潜力,宝宝的脑力究竟能发展到何种程度,并非完全由父母的遗传决定,也取决于生命最初几年里所受的教育。婴儿出生时,大脑就已基本发育完成。在这个时期如果能给宝宝丰富的环境刺激,让孩子在感官接触、肢体活动、语言互动交流上获得各种刺激,就能促进"大脑树状轴突"的发展,强化幼儿大脑及心智功能,并发展为具有能不断学习思考、系统化建构知识网络的大脑。

　　在新生儿时期,可以锻炼宝宝的听觉、视觉、情绪反应,比如喂奶时妈妈跟宝宝多说话,多给予宝宝抚摸和拥抱,在床上和卧室墙上挂些色彩鲜艳并可发出响声的玩具或图画,给宝宝一些安全的常用生活物品玩耍,给宝宝听音律稳定、节奏明快的轻音乐,跟宝宝做"藏猫猫"的游戏或唱、念儿歌,平时一些自然而又简单的动作,如搂抱、轻拍、对视和对话,都会刺激孩子的成长。

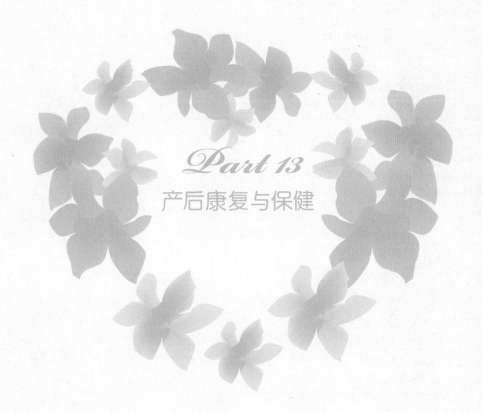

Part 13

产后康复与保健

宝宝，爸爸妈妈想对你说：

1. 中国人为什么"坐月子"

中国人"坐月子"最早可以追溯到两千多年的西汉,是产后必需的仪式性行为,发展到现在,坐月子成为一种习俗。

从医学角度,产妇由于分娩时出血、耗损体力,产后身体虚弱、免疫力较低,身体各个器官因怀孕而发生的改变也需要在产后慢慢调整至孕前状态。因此,产后需要适度的运动与休养、恰当的食补才能将身体恢复至孕前甚至比孕前还要健康,这是坐月子的医学目的。

从社会学角度,坐月子这种仪式使得产妇和宝宝成为家人的核心,促使家人心甘情愿地为之付出;产妇在这种照顾下能够缓解由于小宝宝出生而造成的忙乱疲劳等不良情绪,能协助产妇顺利渡过为人母的转折。

2. 产妇坐月子有哪些误区

随着医学的发展,人们坐月子逐渐合理化、科学化,一些不合理的习俗都被改进,但人们对于坐月子还是有很多误区的。

误区一 产妇不能吹风

按中国旧风俗,产妇在月子里需要避风。但在炎炎夏日里,室温与人的体温接近或稍高,如按传统的门窗紧闭或是盖厚被子的做法,体弱的产妇或是婴儿容易因此受热、中暑。

"避风"避的是过堂风(门窗对流),但要经常通风换气,尤其在夏季,居室尤应透气凉爽,以防中暑。可适当开风扇或空调,但要避免强风直吹产妇和宝宝,且需穿着适当,以防受凉。

误区二 坐月子不能洗澡、洗头

传统上认为产妇在坐月子期间不能洗澡或洗头,这是一个误区。产妇在产后一天可淋浴,产褥期应常洗头洗澡,但是时间不宜过长,一般在5~10分钟以内,水温保持在38℃以上。要避免盆浴,以免脏水流入阴道内发生感染。产妇在此期间,吃的东西较多,特别要注意口腔卫生,每天勤漱口刷牙,避免口腔疾病的发生。

误区三　产后需"大补"

一般来讲,无论是冬天还是夏天,产妇坐月子时饮食选择的总体原则是一致的:均衡饮食,适当增加营养。由于产妇在怀孕和分娩时消耗很大,产后必须补充富含营养且易于消化的食物来恢复体力和哺乳,在食物种类上应全面,谷类、蔬菜、肉、蛋、鱼、奶、水果等平衡摄入才能保证营养均衡。

产妇的体质也有热性、寒性之分,不能盲目进补,而"人参、鹿茸"等大补之物应慎用。

误区四　产后不能吃水果

有人认为,水果属于"生冷"食物,产妇体质虚弱,不能吃。实际上,水果能供给维生素和无机盐,其中的维生素 C 保护皮肤且能促进伤口愈合。根据产妇体质可以选择温性或平性的水果食用。而夏季"坐月子"的产妇,可选择一些如绿豆糖水、雪耳糖水或红米稀饭等,保证水分的充分摄入,同时又有防暑的功效。

 3. 坐月子时要注意哪些事情

(1)慎寒温。随着气候与居住环境的温湿度变化,产妇穿着的服装与室内使用的电器设备,应做适当的调整,室内温度保持在 25℃～28℃,湿度保持在 50％～60％,穿着长袖、长裤、袜子,避免着凉、感冒,或者使关节受到风、寒、湿的入侵。

(2)适劳逸。适度的劳动与休息,对于恶露的排出、筋骨及身材的恢复很有帮助。产后初始,产妇觉得虚弱、头晕、乏力时,必须多卧床休息,起床的时间不要超过半小时,等体力逐渐恢复就可以将时间稍稍拉长些,时间还是以 1～2 小时为限,以避免长时间站立或坐姿,导致腰酸、背痛、腿酸、膝踝关节的疼痛。

(3)勤清洁。古代由于环境简陋,生活条件差,又没有电器设备,因此规定较严,而有 1 个月不能洗头、洗澡的限制。现代人不必如此辛苦,头发、身体要经常清洗,以保持清洁,避免遭受细菌感染而发炎。

(4)调饮食。坐月子的饮食还是以温补为主,总体原则是平衡饮食的基础上适当增加营养,有条件者也可请营养师根据个人体质作调配。需要注意的是每个人体质都有差异,而且产后或者有感冒等疾病发生时,饮食与药物也要根据情况不同而作出调整。

4. 月子里的产妇能下床、能洗澡吗

产妇产后应尽早下床活动,但应劳逸结合,也可以在医护人员指导下,每天做一些简单的锻炼或产后体操。一般情况下,顺产的产妇在产后第二天就应当下床走动,剖宫产的产妇可晚一天下床活动。产后1个星期,产妇可以做些轻微的家务活,如擦桌子、扫地等,但持续时间不宜过长,更不可干较重的体力活,否则易诱发子宫出血及子宫脱垂。

顺产的产妇在产后一天可淋浴,剖宫产的产妇可于刀口愈合之后淋浴,产褥期应常洗头洗澡,但是时间不宜过长,一般在 5～10 分钟,水温保持在 38℃ 以上。要避免盆浴,以免脏水流入阴道内发生感染。

5. 月子饮食有什么讲究

月子饮食以温补为主,根据个人体质的差异而有所不同,但总体原则是饮食种类均衡摄入,适当加强营养,为增加乳汁分泌可适当多喝汤,忌吃辛辣寒冷食物。

平时怕冷或四肢冰冷、易感冒、面色苍白的产妇应吃温补的食物促进血液循环,如麻油鸡、四物汤等。平时怕热,四肢或手足心热,皮肤易长痘疮的产妇不宜多吃温补之物。

6. 月子里如何穿戴

 （1）材质应该选择棉制的，既保暖又吸汗，款式选择宽松的。产后最常见的现象就是出汗多，俗称是"褥汗"，尤其以夜间睡眠和初醒时最为明显，这是一种正常的生理现象，是身体在以出汗的形式排除孕期体内增加的水分。因此，新妈妈的衣服一定要选择纯棉的、透气性好而且宽松款式的，袜子也是一样。

（2）平时穿好长衣长裤和薄袜子，尤其是淋浴后。如果天气好，可以到户外晒太阳，为了能更好地接受阳光照射，上衣可以选择半袖衫。如天气寒冷或昼夜温差变化较大，为防着凉可以穿着睡衣和袜子入睡。

（3）衣物一定要勤洗勤换。产后多汗，有时不到半天衣服裤子已经湿透了，千万不要怕麻烦，要多准备一些内衣内裤和贴身的衣物，一旦感觉不舒服马上换下来。

（4）根据天气变化适当增减衣物，如天气寒冷或外出时可以带个头巾或帽子。

（5）衣物洗净后最好放在太阳下暴晒消毒。换下来的衣物最好能尽快清洗，洗衣时可在水中加些专用的洗衣消毒水或是利用阳光的照射给衣物消毒。遇到天气不好或周围环境比较潮湿的时候，最好能用熨斗把衣物熨干，这样可以防止衣物长时间不干，滋生细菌。

 7. 产后第一次大小便很重要吗

是的，很重要。

由于分娩的关系，顺产的产妇产后第一次排尿不会像平常那样容易，尽管如此，也要想办法尽快排尿，最好不要超过产后8小时。即使没有尿意，也必须多饮水之后主动排尿，避免引起尿潴留。尿潴留会妨碍子宫收缩，增加产后出血量，为预防出现这种现象，产后需尽快解小便，并且尽量解干净。

如果采用剖宫产生产,那么在手术进行中,一直到手术后 12～24 小时内,都要插着导尿管,拔除导尿管之后应尽快解小便以恢复膀胱功能。

产后因分娩、手术或会阴切开术致刀口疼痛从而易发便秘,因此如有便意应及时解大便,以防便秘,如有解大便困难,应及时向医护人员反映,以采取相应措施。

 8. 产后第一次下床一定要注意

 顺产的产妇要在产后 24 小时内、剖宫产的产妇在术后 24～48 小时内下床活动,这有利于产后恢复,减少并发症的发生。

产后第一次下床应从坐到站,循序渐进,自然分娩的新妈妈可以在产后 6～8 小时坐起来,剖宫产的新妈妈在术后 24 小时后就可以坐起来了。待身体适应之后再尝试着下床。

产后第一次下床有可能发生头晕,这是由于姿势性低血压、贫血或空腹致血糖下降而造成的。因此,产妇在下床时一定要有人陪伴,可先在床沿坐一会儿,无头晕感觉后再下床活动。

 9. 产后初期要充分休息

新妈妈产后如果休息不好,身体恢复速度较慢,而且乳汁分泌会明显减少,所以要创造一切条件让自己多休息。

首先,放下家务,把休息放在第一位,做到"与宝宝同步睡觉"。家务不做不会有多大影响,所以不要急着在孩子睡着后立刻去做家务,而是与宝宝一起好好睡一觉。

其次,充分利用一切工具,提高效率。充分发挥家电的作用,如电饭锅、温奶器、电磁炉、电压力锅等,减轻家务负担;可以准备一些收纳功能

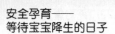

较好的小容器,放置随时会用到的物品,方便寻找和使用。

再次,多请人帮忙。请保姆或者请宝宝的爷爷奶奶、姥姥姥爷帮忙打理家务,还要充分发挥爸爸的作用。爸爸是宝宝身边很重要的角色,不要担心他做不好,从旁指导,慢慢锻炼。

休息好不完全代表睡觉或一直躺在床上,听听轻音乐、做一些舒缓的产后操、短时间的阅读等放松心情的方式都是休息。

 10. 新妈妈产后身体发生了哪些变化

随着胎宝宝和胎盘羊水的娩出,新妈妈的体重会下降约5千克,产后一段时间内出汗会比较多,因为身体要排出孕期积攒在体内的水分,水肿逐渐减轻,体重还会进一步下降。身体内的各个系统器官都在悄悄地恢复至孕前状态,尤其是子宫的变小使新妈妈的重心后移,活动时不需要向前挺腰。产后乳房开始泌乳,可能会有胀痛。

随着分娩的结束,妈妈体内的激素分泌会发生急剧变化,部分新妈妈可能因为激素分泌变化而导致情绪大起大落或有一过性的脱发现象,这些是正常的。

 11. 产妇的生殖系统什么时候才能恢复正常

分娩后产妇的子宫逐渐恢复至怀孕前大小,一般需要大约6周的时间,卵巢一般会在产后4~6个月恢复排卵,随之恢复月经来潮。母乳喂养的新妈妈要注意了,由于哺乳对内分泌的影响,没有恢复月经来潮或月经不规律并不代表没有排卵,要注意避孕。

12. 新妈妈经常遇到哪些心理问题

 新妈妈分娩后体内激素水平有较大的波动,这种波动随时影响着情绪。另外,分娩带来的不适感仍如影随形,并且新妈妈要忙于照顾宝宝,担心宝宝吃奶和健康的问题,还要应付初为人母的角色转变,所有这些都可能会产生焦虑、紧张等消极情绪。不管是哪种原因造成的,稍有些情绪低落是很正常的,这种状况通常在产后持续几天,但如果几周后这种情况仍没有好转,或者感觉更糟了,请一定要联系医生。如果已经患上产后抑郁症,这种情况就比较严重了,需要医生的指导治疗。

 13. 产后总是出汗正常吗

 产妇刚刚生完宝宝后比其他人要更容易出汗,因为产褥期内要把孕期积攒体内的水分排出去,所以出汗多一些是正常现象,但是出汗的量应该由多逐渐减少。如果产后出汗过多,要考虑是否与中暑、发热等疾病有关。

 14. 产后头晕是怎么回事

 大多数顺产的产妇在生完宝宝后都会觉得头晕,身体虚弱无力,这是由于在分娩过程中大量消耗身体能量,加之产时出血、产后卧床时间较长,所以分娩之后一定时间内新妈妈感觉虚弱,稍微活动就会感觉头晕以及记忆力不佳,这些都是正常现象,需要通过一段时间的休息和饮食调理才能恢复。

15. 暑热天气坐月子应注意防中暑

 和普通人相比,新妈妈产后身体虚弱,夏季分娩的产妇如果在通风不良、温度较高的室内较普通人更容易中暑。预防中暑要注意以下几点:

(1)躲避烈日。新妈妈所居住的环境需要避开阳光直射,尤其是上午10点到下午16点这段时间。宽松的衣服有利于身体散热,因此新妈妈着装应以宽松、棉质的浅色调衣物为主。

(2)补充水分。养成良好的饮水习惯,及时补充水分。不要等口渴了才喝水,因为口渴表示身体已经缺水了。多吃新鲜蔬菜和水果亦可补充水分。

(3)充足睡眠。夏天日长夜短,容易感到疲劳。充足的睡眠,可使大脑和身体各系统都得到放松,也是预防中暑的好措施。

(4)增强营养。营养膳食应是高热量、高蛋白、高维生素,平时可多吃番茄汤、绿豆汤、豆浆、酸梅汤等。

(5)备防暑药。新妈妈应在房间内准备一些防暑药物,如藿香正气水、清凉油等。一旦出现中暑症状就可服用所带药品缓解病情。

合并有高血压、溃疡病、活动性肺结核、肺气肿、肝肾疾病、甲亢等内科疾病的产妇,更要增强防护意识,在夏季来临前做好预防中暑工作。

---

 16. 新妈妈尽量不要仰卧位睡觉

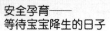 许多新妈妈都知道在怀孕的时候要侧卧,但在生完宝宝之后就以为终于可以怎么舒服怎么睡了,实际上新妈妈产后更要注意睡觉姿势,不宜仰卧位,而应该多种睡姿交替。

新妈妈分娩结束后子宫会迅速回缩,而韧带却有点像失去弹性的橡皮筋一样很难快速恢复原状,使得子宫极容易随着体位发生变动。为了防止发生子宫向后或向一侧倾倒,新妈妈在卧床休养中要注意避免长期仰卧位,而应侧卧、仰卧和俯卧等多种姿势交替。

17. 新妈妈能看电视吗

　　能看电视，但要适度。

　　随着产妇身体的日渐恢复，除了每天喂养宝宝、合理饮食和休息外，可以适当地增加一些有利于身心健康的娱乐活动，如看电视、上网、做产后恢复操、跟朋友们聊天等等。这样可以放松一下紧张的情绪，保持一个良好愉快的心情，对保证充分泌乳、更好地进行母乳喂养、预防产后抑郁症都有很好的帮助。

　　从另一个角度看，产妇可以通过看电视收集信息，了解社会，开阔视野，对日后重返职场、增加自信心有很大的益处。

　　但是，产妇月子期间看电视要注意以下几个问题：①看电视时声音不要太大，以免影响宝宝。②看电视的时间不要太长，以免眼睛过于疲劳。③不要看刺激性比较强的电视节目，如一些惊险恐怖片、过于伤感的内容，以免扰乱产妇的情绪。

18. 新妈妈吸烟、饮酒有什么危害

　　有的妇女在孕期能戒烟酒，可是分娩后认为宝宝已经离开母体了，烟酒不会影响到他，又恢复吸烟、喝酒，这种做法是错误的。

　　烟酒都是刺激性很强的东西。吸烟可使乳汁减少，烟中的尼古丁等多种有毒物质还会浸入乳汁中。婴儿吃了这样的乳汁，生长发育会受到影响，而且吸烟时呼出的烟雾也会直接危害婴儿的健康。酒中含有酒精，酒精可进入乳汁。大量饮酒可引起婴儿沉睡、深呼吸、触觉迟钝、多汗等，有损婴儿健康。所以，为了孩子的健康，产妇不要吸烟、饮酒。

19. 产妇什么时候能出院

 产妇分娩时的情况不同,出院时间也会有所区别。

如果产妇是顺产,且产后宝宝与母亲均身体健康,产后三天就可以出院了。如果产妇在分娩时会阴有裂伤或做会阴切开手术,那就要等拆线后,伤口完全愈合时再出院,通常要经过4～5天的时间。如果是剖宫产分娩的产妇,需等到拆线后没有异常情况才可以出院,时间就会延长至5～7天。

如果产妇在孕期或产后发生了一些并发症如高血压、糖尿病、产后出血、刀口愈合不良、感染等等,则需不同程度地延长住院时间,等到治愈或好转才能出院。

 20. 怎样布置产妇的居室

 小宝宝即将出生,"二人世界"的生活习惯将被打破,生活内容将有较大的改变,家居环境也要有相应的安排以适合这一转变。产妇和宝宝都需要一个安静而干净的生活环境,作为新爸爸,有责任为心爱的妻子和宝宝创造良好的生活环境。

电脑、电视、音响等家电应放在产妇居室之外,以保证室内安静。宝宝的用品应放在触手可及的地方,以方便新妈妈照顾宝宝。

居室最好每天打扫,根据天气情况开窗通风,擦拭地板时可以在水中添加家用消毒液。在天气温暖、阳光充足时,可以打开窗子让阳光直射室内,达到消毒及通风的作用。居室内维持适宜的温度和湿度,一般而言,冬天室内温度最好保持在18℃～25℃,室内湿度控制在30％～50％;夏天室内温度保持在23℃～28℃,室内湿度控制在30％～60％。

21. 会阴侧切产妇应注意哪些事情

 拆线前,每天可用碘伏消毒液擦洗刀口两次(住院期间这项护理由医护人员完成);大小便后应及时擦净,避免脏物污染,保持大便通畅,预防便秘,必要时可应用开塞露;产后卧床休息时朝向刀口对侧侧卧;尽量不要用卫生巾,换用卫生纸,并要勤换;在正常情况下,会阴伤口在拆线前会有不适感,坐时也可能疼痛,拆线后一般会减轻,但需 2~3 周后才会完全恢复正常感觉。如果感到刀口部位严重疼痛,或伴有肛门坠胀感、发热、刀口出血或分泌物等,为异常情况,应及时告知医护人员或就诊。

拆线后,多数产妇此时已回到家中,如恶露还没有干净,仍应坚持每天用温开水洗外阴两次。另外,拆线后伤口内部愈合尚不牢固,故不宜过多走动,也不宜进行动作太大的锻炼。有的产妇在产后 10 天左右,发现阴道掉出带结的线头,对此不必惊慌,那是从内部组织中脱落的可吸收线。

 22. 剖宫产产妇应注意哪些事情

剖宫产分娩的产妇应比自然分娩者更小心些。头一两天以静养为主,在床上可以适当翻身活动,按摩活动四肢尤其是下肢,防止静脉血栓形成。第三天后就要下地活动,但要控制活动时间和活动量,由少到多循序渐进,因为腹部有伤口,活动会不方便,并易引起伤口疼痛或愈合不好。剖宫产的产妇术后要禁饮食 6 小时,6 小时之后开始流质饮食,就是汤汤水水,肛门排气之后才能开始正常吃饭,这个过程需要逐渐过渡,应避免一次性进食过多以免引起胃肠不适。

有人认为剖宫产后产妇不会有奶,加之术后刀口疼痛,因此就不积极地进行早期开奶、催奶,致使产妇失去母乳喂养的良机,使宝宝失去最富营养、有利于提高自身免疫力的初乳。宝宝吸吮母亲乳房时对乳头的刺激可以促进产妇子宫的复原,另一方面,还可以促进乳汁的分泌,所以剖

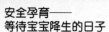

宫产者千万不要因为腹部伤口疼痛,而耽误了对孩子的喂养。

- - - - - - - - - - - - - - - - - - - - - - - - - - - -

Q 23. 产后妊娠斑、妊娠纹能消失吗

A 如果产妇长有黄褐斑(妊娠斑)(长在嘴唇、鼻子、面颊或前额皮肤上的暗色斑块),那么在生产后的几个月里,会逐渐变淡,甚至完全消退,但要注意保护皮肤,不要被阳光曝晒。如果孕期出现妊娠纹,它的颜色也会在产后逐渐变淡,最终变成白色的细纹,但是不会完全消退。

- - - - - - - - - - - - - - - - - - - - - - - - - - - -

Q 24. 产后脱发怎么办

A 如果孕妇的头发在怀孕期间变得更浓密,那么产后它们就会开始大把地脱落了。一些妈妈会在生产后 1～4 个月间出现掉头发的情况。不过,不要担心——绝对不会因此变成秃头的。

这是因为在怀孕期间,增高的雌激素水平减少了本来应该掉落的头发的数量,而产后雌激素水平降低,这会加速头发脱落。但这种情况不会持续很久,一年之内新的头发会长出来,脱发也会逐渐停止,头发的代谢就会恢复到正常状态。

- - - - - - - - - - - - - - - - - - - - - - - - - - - -

Q 25. 产后什么时候开始减肥

A 产后减肥的时间,一般建议在哺乳期结束后开始,没有哺乳的产妇建议产后 6 周以后再减肥。

产后半年内,内分泌及新陈代谢逐渐恢复正常,这个时候很多妈妈已经重返职场,工作的忙碌加上内分泌的变化,合理的饮食,再配以适当的运动,便能够逐渐恢复原有身材,当然这一切都要建立在不影响哺乳的前提下。如果哺乳期内未能有效地恢复身材,那么哺乳期结束后便可以开始加大减肥力度了。

 26. 怎样解决产后发胖问题

A (1)合理膳食:为了哺乳的需要,产后应适当增加营养,但不要偏食鸡鸭鱼肉蛋等动物性食品,而应荤素搭配。瘦肉、豆制品、鱼、蛋、牛奶及新鲜蔬菜、水果都要吃,少吃脂肪、肥肉、动物内脏、甜食。这样既能满足身体对蛋白质、矿物质、维生素的需要,又可以预防肥胖。

(2)早期活动:产后身体健康,无特殊情况者 24 小时后即可下床活动,一周后可做点轻微的家务活。因为活动可以增强神经内分泌系统功能,促进新陈代谢的调节,还可以促进脂肪分解,消耗糖分,使体内多余热量得以消耗,不致使多余的营养物质转化为脂肪在体内堆积。

(3)母乳喂养:母乳里含有较多的脂肪成分,哺乳将妈妈身体中的营养成分送给宝宝,能促进母体的新陈代谢和营养循环,减少脂肪在体内的堆积。

(4)做产后操:分娩一周后,可以在床上做仰卧位的腹肌运动和俯卧位的腰肌运动,如双直腿上举运动、仰卧起坐等。这对减少腹部、腰部、臀部脂肪有明显的效果。

 27. 喂奶真的能减少乳腺癌的发生吗

 母乳喂养的确可减少乳腺癌的发生。据研究,哺乳给母亲的福利就是得乳腺癌的机会下降约 30%。研究发现,只要母亲曾经哺乳,不管哺乳多久,都能够降低发生乳腺癌的风险,虽然原因不明,但是初步的统计结果发现哺乳的母亲真的比较不容易得乳腺癌。

Q 28. 产后什么时候能开始性生活

A 产后 42 天内是禁止性生活的,42 天之后理论上就可以开始性生活了,但因为此时雌激素水平低,阴道黏膜抵抗力差,建议在产后 8 周后再开始性生活为宜,也可根据自己的具体情况而定。

Q 29. 产后怎样锻炼才有利于夫妻性生活的甜蜜

A 产后出现阴道松弛,导致性感受力降低,同时也影响丈夫对性生活的兴趣。缩肛运动可纠正阴道松弛。方法为先深吸气后闭气,同时像忍大小便似的收缩肛门。可连续做 10～20 次,休息一会儿再重复做;或做排尿中断锻炼,即排尿一半时忍住,让尿液中断,稍停后继续排尿,如此反复进行。经过一段时间锻炼,阴道松弛现象就会得到改善。

Q 30. 产后还没来月经就一定不会怀孕吗

 产后即使没有恢复月经,也有可能会怀孕,因此恢复性生活后即使没有恢复月经也要注意避孕。

因为能否怀孕,在女方来说取决于有无排卵,而排卵的恢复不一定是与月经的恢复同步的,特别是在月经刚恢复的几个周期,常常是无排卵的月经周期,但也有不少人在月经恢复之前就已开始排卵。据统计,在哺乳期受孕的妇女中,有一半是月经复潮以前受孕的。所以,产后只要开始有性生活,就应当采取避孕措施。

 31. 产后应怎样避孕

A 适宜的哺乳期避孕方法可以是避孕套和单纯孕激素避孕针。由于避孕药中的雌激素可使乳汁分泌减少、质量降低,还能进入乳汁对新生儿产生不良影响,所以哺乳期的新妈妈不宜使用短效口服避孕药。

 32. 什么是产后体操

A 产后体操是针对产妇特点设计的一系列体操动作,适宜的练习这些动作,能够促进新妈妈分娩后身体的恢复,预防子宫脱垂等妇科疾病,并能辅助重塑优美体态。产后进行运动应是适当的、循序渐进和动静交替的,应以舒适为前提。

第一项:可以刻意地练习收缩肛门,能够下床活动后练习缓慢的蹲下和站起。

第二项:脚踩踏板运动,踝部用力将两腿向上弯,再向下弯,反复练习。

第三项:当呼气时紧缩腹部的肌肉,维持数秒钟后再放松。

第四项:向后弯曲运动。坐直,两腿弯曲并稍微分开,两臂在胸前合拢。然后呼气,与此同时你的骨盆稍向前倾斜,并将身体慢慢向后弯,直到你感觉腹部肌肉被拉紧为止。在你感到舒适的情况下,尽量将这种姿势保持得长一些。在保持阶段,可以采取正常呼吸方式。然后放松,吸气坐直,准备进行下一次练习。

　　第五项:向前弯曲运动。仰卧在平面上,两腿弯曲,两脚少许分开,两手靠放在大腿上。呼气,抬起头及两肩,身体向前伸,在舒适的前提下使两手尽可能地碰到双膝。

Q　33. 产后体操有什么好处

A

　　产后体操有利于恶露的排出和子宫复旧,加强盆底肌肉和筋膜紧张度,减少子宫脱垂、膀胱、直肠膨出和痔疮的发生;减少静脉血栓形成和血栓带来的并发症,有助于恢复膀胱功能,减少尿潴留的发生;可加强腹壁肌肉的张力,防止腹壁松弛;促进全身的血液循环和新陈代谢,帮助新妈妈恢复好身材。

Q　34. 怎样做产后按摩

A

　　产后按摩采用中医的按、摩、揉、搓等按摩手法,重点在按摩第二产程用力的肌肉,从上往下,先按摩肩胛部、上肢、腰部、下腹部,然后到下肢。产后按摩可刺激局部血液循环,增加新陈代谢,能够缓解疲劳,恢复体力,减少产后尿潴留的发生。而产后下腹部按摩,可促进子宫收缩从而减少产后出血的发生。

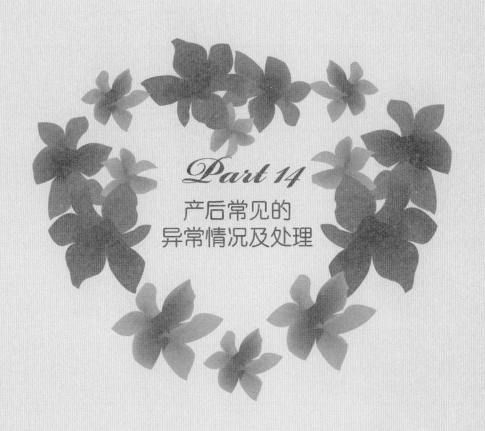

Part 14
产后常见的
异常情况及处理

宝宝，爸爸妈妈想对你说：

----

1. 什么叫恶露

 分娩后随着子宫蜕膜脱落，血液和坏死蜕膜等组织经阴道排出，这些组织称为恶露，分为血性、浆液和白色恶露三种。

产后血性恶露最先出现，呈鲜红色，持续 3～4 天；随后恶露逐渐变稀薄，呈淡红色，称为浆液恶露，持续 10 天左右；至产后 2 周左右，恶露开始呈黏稠白色，即白色恶露，持续 2～3 周。

通过观察产后恶露的情况，我们可以直观地初步了解子宫恢复的情况，在子宫复旧不全、胎盘残留或合并感染时，恶露量会增多，颜色污秽，持续时间长并伴有异味，提示产妇需要及时去医院做进一步检查。

 2. 怎样判断恶露是否正常

 通常，我们可以从以下几个方面来观察：

（1）恶露持续时间。通常血性恶露出现于产后 3～4 天，但是近年来由于剖宫产率的增高、高龄产妇的增加、母乳喂养率的降低，血性恶露的持续时间较以往可延长 2～3 天，但是量逐渐减少。

（2）恶露的量。无论是血性恶露、浆液性恶露，还是白色恶露，通常量均较少。如果有以下情况应视为异常，需及时就诊：血性恶露的量达到或者超过平时的月经量；浆液性恶露或白色恶露的量较多，尤其是合并有异味时。

（3）恶露的颜色以及有无异味。正常恶露无异味，如果颜色污浊或伴有异味，提示可能合并感染。

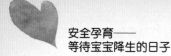

3. 什么叫产后出血

正常情况下,胎儿胎盘娩出后都有一定量的出血,但不会很多。若胎儿娩出后 24 小时内阴道流血量超过 500 毫升,这种情况称为产后出血。产后出血量易于观察,是医护人员观察产妇病情的一个重要内容。一旦发生产后出血则提示医生该产妇出血量较多,危及产妇安全,需及时追查病因,是否存在宫缩乏力、产道裂伤或出凝血异常等病情,以尽早作出诊断和治疗,减少出血量。

4. 什么叫晚期产后出血

相对于产后出血的概念,晚期产后出血是产后 24 小时后至产后 6 周之间发生的子宫大量出血,多数发生在产后 1～3 周,表现为持续或间断的阴道流血,也可以是急剧的阴道大量流血,有些人还伴有腹痛、发热。

为什么会发生晚期产后出血呢?对于经阴分娩的产妇,晚期产后出血一般由胎盘胎膜的残留与感染引起;对于剖宫产的产妇,晚期产后出血通常意味着子宫切口的感染及愈合不良。因此,一旦出现晚期产后出血,应立即至医院就诊。

5. 哪些原因会引起产后出血

通常,引起产后出血的原因有四大类。

首先,90％产后出血的原因是子宫收缩乏力。怀孕期间子宫的肌肉纤维就像橡皮筋一样(被)拉长的,胎儿娩出后肌肉纤维(也)应该像橡皮筋回弹一样收缩,随着肌肉纤维的收缩,子宫的出血逐渐减少;反之,如果子宫肌纤维不收缩或收缩不佳,那么就会引起子宫的出血不止。引起子宫收缩乏力的原因很多,比如巨大儿、瘢痕子宫、合并子宫肌瘤、较长的产程、产妇的精神紧张、过度劳累、体质虚弱、尿潴留等等。通常,按摩子宫会促进子宫收缩,减少出血。

其次,胎盘的异常也可以导致产后出血。当出血量较多且色暗,而子宫收缩良好的时候,就要警惕是否由胎盘因素引起的产后出血,胎盘滞留、胎盘粘连或植入、胎盘及胎膜的残留,都可以引起产后出血。

再次,软产道的裂伤也可导致产后出血。如果产力较强或胎儿较大,胎儿在娩出的过程中软产道的某个部位如子宫下段、宫颈或阴道会发生裂伤,裂伤的部位有时会有出血不止,从而导致产后出血。

最后,最罕见的是因为凝血功能异常导致的产后出血。在妊娠期或分娩期,孕妇如果合并某种能够引起凝血功能障碍的内外科疾病或产科并发症,那么该孕妇就会有出血倾向,在分娩的时候容易发生全身各个部位尤其是子宫的出血。

6. 产后贫血

产后贫血是指分娩后产妇的血红蛋白低于 110 克/升,分为轻、中、重度,轻度贫血是指 90 克/升以上,中度贫血是指 60～90 克/升,重度贫血是指低于 60 克/升。因为新妈妈要哺乳,所以贫血不仅关系产妇的产后身体恢复,也涉及乳汁的质量和新生儿的营养,因此必须重视。

产后贫血分为以下几种情况:一种是营养性贫血,准妈妈在孕前或孕期因饮食摄入不足或不平衡而导致造血物质不足,从而导致贫血,再经过分娩过程的失血,产后会有不同程度的贫血,但多数是中度以上的贫血(不会很严重);另一种是准妈妈合并了导致贫血的特殊疾病;再一种是产前没有贫血,在分娩过程中的大量急性失血导致了产后贫血。

产后贫血的治疗,要依照贫血的不同程度来进行。轻度贫血一般可以通过饮食来加以改善,患者平时应多吃一些含铁及叶酸较多的食物,如鱼、虾、蛋以及绿叶蔬菜、谷类等；中度贫血的患者除了注意改善饮食外，还需根据医生建议应用一些药物；重度贫血会对身体各个系统产生不良影响，此类患者需要及时输血治疗，当治疗到中度以上贫血时，再改为药物治疗及饮食补充。

需要强调的是产后贫血的治疗并非一日之功，需要较长时间的持续治疗，三天打鱼，两天晒网，会影响治疗效果。

 7. 产后会阴疼痛怎么办

会阴疼痛是产妇尤其是经阴分娩的产妇常见的不适症状。

为什么发生产后会阴疼痛？会阴富有静脉丛，孕期局部充血，分娩时经过长时间产程及胎头压迫，局部缺血、缺氧、水肿；分娩时因会阴撕裂或会阴切开缝合后，于产后 3 天内出现局部水肿等炎性反应，加之缝线勒紧，会觉得疼痛较重。

如果发生轻度的会阴疼痛，可以用以下方法改善：用浸有 50％硫酸镁的纱布热湿敷来改善会阴水肿；在坐立时身体重心注意偏向伤口对侧，减轻伤口受压引起的疼痛；可采用刀口部位物理治疗。以上措施可使疼痛逐渐缓解，但部分产妇要等到刀口愈合拆线后，疼痛才能完全缓解。

如果伤口疼痛剧烈并伴有红肿、发热时，则要警惕伤口感染，及时就诊。

 8. 产后阵发性腹痛正常吗

常有产妇会问："医生，我都生完了，怎么还会一阵一阵地肚子痛啊，痛的时候，肚子上还会鼓起一个包块，这是怎么回事？"

分娩之后的 42 天内，子宫需要由孕期的一个"大块头"收缩恢复到怀孕前的大小,在分娩之后的最初几天里,这种收缩是能被产妇感觉到的,尤其是哺乳时更为明显,它表现为一阵阵的下腹痛,有时还伴随着排出一些恶露。因此,产后几天内阵发性疼痛是宫缩,疼痛时肚子上突起的"包块"是子宫,这是正常的。

需要注意的是,产后宫缩疼痛是一种良性疼痛,不伴有发热、恶心呕吐、腹泻等症状。如果伴有以上症状,则需引起警惕是否患有其他疾病,应及时到医院就诊。

 9. 产后怎么会有子宫复旧不全

产后子宫复旧,是指分娩后子宫逐渐恢复至未孕状态的过程,包括子宫肌纤维缩复、子宫内膜再生以及宫颈口的闭合,这个过程大约需要 6 周的时间。

如果产后 6 周子宫仍未能恢复到非孕状态,则称为子宫复旧不全。临床主要表现为血性恶露持续淋漓不净或反复间断性血性恶露和产后腹痛,并在此基础上继发感染。

子宫复旧不全的原因比较复杂,如胎盘、胎膜残留;子宫内膜炎或盆腔感染;子宫过度后倾、后屈,影响恶露排出;多胎妊娠,羊水过多;合并有子宫肌瘤,子宫肌腺瘤等,以上都可能导致子宫复旧不全。

 10. 什么叫盆腔淤血综合征

盆腔淤血综合征又称为盆腔静脉曲张症,是妇科常见疾病,好发于 30~50 岁经产妇。是由多种因素引起盆腔血管充血、扩张和淤血所致的综合征候群,典型的特点为"三痛、两多、一少"。"三痛"即下腹部坠痛,腰骶部疼痛,深部性交痛;"两多"为月经量多,白带多;"一少"是妇科

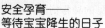

检查阳性体征少,同时可出现经前乳房胀痛,极度疲劳感和某些神经衰弱等症状的一类综合征。此病的症状涉及范围广,患者的自觉症状与客观检查不相符,致使临床诊断比较困难。主要依靠盆腔静脉造影及腹腔镜确诊。

 11. 产后发热应做哪些检查

在了解这个问题之前,我们首先要了解什么是产后发热,并不是产后出现一次体温的升高,就一定需要做检查。正常产妇在分娩后24小时内可有轻度体温升高,一般不超过38℃,剖宫产的产妇在术后72小时内,体温可有升高,但一般不超过38.5℃;产后3～4天,因乳房充血、淋巴管肿胀可致体温升高,但24小时内恢复正常。

产褥期内出现发热持续不退,或突然高热寒战,并伴有其他症状者,应进一步检查以明确原因。首位原因是产褥感染,其次是生殖道以外的感染,如泌尿系感染、上呼吸道感染、急性乳腺炎等。

产后发热首先应对产妇行全身及局部的查体(检查)。

(1)怀疑有产褥感染时,在产妇高热、寒战的时候可以查血常规、C-反应蛋白,血常规检查表现为血象高;血清C-反应蛋白大于8毫克/升,有助于早期诊断感染;可以抽静脉血或取宫腔分泌物、脓肿穿刺物、后穹隆穿刺液查找病原体,并指导抗生素的应用;妇科超声、CT或磁共振检查有助于盆腔脓肿、积液的诊断。

(2)急性乳腺炎主要表现为乳房胀痛,局部红、肿、热、痛,有硬结。血常规检查表现为血象高。首选B超检查,因其对乳房炎性肿块及脓肿形成的诊断很有价值,且具有定位作用。

(3)泌尿系感染,主要症状为尿急、尿频、尿痛与腰痛,甚至血尿。尿常规检查可见大量白细胞,尿细菌培养有致病菌生长,血常规检查表现为血象高;必要时,也可行泌尿系B超检查。

(4)呼吸道感染,多有咽喉肿痛、咳嗽咳痰、鼻塞流涕等症状。血常规检查表现为血象高,X线检查肺纹理增粗。

总之,如果出现产后发热,应及时就诊,依据不同的临床表现,进行相应的检查,以及早明确病因,进行治疗。

12. 什么叫产褥感染

产褥感染,是指分娩期和产褥期生殖道受病原体侵袭而引起的局部或全身感染,发生率为 1‰～8‰,是发展中国家孕产妇死亡的四大原因之一。

那么,什么情况下容易出现产褥感染呢? 主要的高危因素包括:胎膜早破时间长,产程延长,阴道助产和临产后的急症剖宫产等。

13. 乳汁淤积与乳腺炎有什么区别

乳汁淤积是产妇特别是初产妇常患的产后乳腺疾病,多发于产后 3～5 天,因乳汁排出不畅或积存致使乳汁在乳腺内积存而成,表现为乳房结块肿胀、疼痛。

乳汁淤积是乳腺炎的前期,当发生乳汁淤积时,如未及时排出积存的乳汁,则易引起细菌的入侵,进而局部发生感染,则形成乳腺炎。具体表现为肿块表面红肿压痛、发热,症状加重时乳房有搏动性疼痛。

因此,产后哺乳时,应形成正确的哺乳习惯,预防乳汁淤积的发生,而乳汁淤积一旦发生,则需及时疏导,排出积存的乳汁,防止乳腺炎的发生。

14. 怎样预防乳腺炎

 为预防乳腺炎,应养成科学合理的哺乳习惯,预防乳头皲裂及乳汁淤积。

哺乳后应及时温水清洗乳头并涂以少量乳汁进行保护;如有乳头内陷,可经常挤捏、提拉进行矫正;注意宝宝的口腔卫生,不让宝宝含着乳头睡觉;每次哺乳尽量让宝宝把乳汁吸空;如有乳汁淤积,可乳房热敷及按摩,然后用吸奶器吸出或双手顺乳腺导管方向挤出乳汁。

而当乳头有破损或皲裂时,轻者可继续哺乳,每次哺乳后用乳汁涂抹乳头表面,严重者则应停止哺乳 2～3 天,将乳汁吸出或挤出后喂给宝宝。

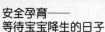 **15. 为什么产后容易发生静脉血栓**

 为了减少分娩带来的出血,孕期准妈妈身体内各项凝血因子和纤维蛋白原增加,使血液处于易于凝血的状态,但这种"高凝"状态也带来了负面影响,就是使产后可能产生血栓。

对于剖宫产分娩的产妇,术前、术后禁饮食造成血液浓缩,术中麻醉剂的应用导致血管扩张,而术后患者卧床导致血流减慢。

而有一部分准妈妈体型较胖,孕期或产后进食较多高脂肪高热量的食物,导致血液黏稠,易于生成血栓。

以上因素都会致血流减慢、血液淤滞、血液黏稠,使产妇产后血液处于高凝状态,容易形成静脉血栓。

16. 怎样预防产后静脉血栓

 预防产后静脉血栓的形成,需要医生与产妇的共同努力。

对于高危产妇(如剖宫产分娩、妊娠期高血压、体重过重等),医生会用药物(如低分子肝素钙)予以治疗,同时鼓励产妇尽早活动,以预防静脉血栓的形成。

而产妇所能做的是尽早地活动、注意饮食调节、有异常及时告诉医护人员。剖宫产分娩的产妇在术后1~2天内难以下床活动,可以在床上适当地翻身活动,屈伸双腿活动双脚,或者让家人帮助按摩双腿的肌肉,以促进血液循环,一旦能够下床活动,应及早下床活动,不要因为畏惧疼痛而逃避运动。在饮食方面,建议给予高维生素(蔬菜、粗粮、豆类)、高蛋白(肉类、鱼类)、高热量(牛奶、蛋糕、鸡蛋)、低脂饮食,忌食辛甘肥腻之品,以免增加血液黏稠度。

 17. 怎样防治产后便秘

分娩后便秘若不及时治疗,对产后康复不利,日久还会诱发痔疮、肛裂等疾患。

产后便秘的原因:产后直肠周围组织充血水肿,抑制了排便反射;剖宫产术中麻醉药物的使用及产妇产后卧床休息较多,活动量明显减少,从而影响肠蠕动功能;行会阴切开手术的产妇惧怕伤口疼痛或撑裂伤口而不敢用力解大便,使大便在直肠停留时间过长;由于传统观念的影响,多数产妇的饮食以蛋白质为主,碳水化合物摄入不足,使大便易干燥;产妇在病房里由于生活环境的改变,导致对陌生的环境不适应,或卫浴装置的不认同;产后排便习惯的暂时改变。以上种种因素可导致便秘。

如何应对产后便秘呢？可以采取以下的方法:

(1)早期下床活动,有助于肠道蠕动,利于排便;忌吃厚腻、辛辣、干燥、刺激性食物,多吃富含维生素、粗纤维的瓜果蔬菜;多饮开水,适量进

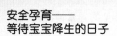
食一些蜂蜜,有通便功效;定时解便,最好在每天清晨解便 1 次。

(2)适当功能锻炼。产妇可以于术后 6 小时开始床上翻身、抬腿、收腹、缩肛等功能锻炼,12 小时后取半坐卧位,24 小时下床活动,活动以产妇能够承受为原则,以锻炼盆底肌及筋膜,促使骨盆及腹直肌肌张力恢复以增加肠蠕动,预防便秘。亦鼓励产妇卧床时在床上活动,做产后健身操及缩肛运动等。

(3)对于已经发生便秘的产妇,除了采取以上措施外,还应使用促进肠蠕动的药物,如莫沙必利,应用促进排泄的药物(如开塞露)或温盐水灌肠。必要时,还可以采用中医的穴位与腹部按摩治疗。

总之,对于产后便秘,应从预防着手,注意产后的运动、饮食的调节以及排便心理的调适。

 18. 产后痔疮怎么治

痔疮在产妇中发生率较高,由于孕期子宫的压迫,静脉回流受阻,加之分娩过程中的用力过程,使产妇容易发生痔疮,或使原有痔疮加剧。

那么如何去治疗产后痔疮呢? 对于轻度的痔疮,可以采取以下措施:

(1)勤喝水、早活动,防止便秘。早排便、早用开塞露。产后应尽快恢复产前的排便习惯。要养成定时大便的习惯,逐渐建立起大便反射,但千万不要用力憋气、久蹲,因会加剧痔疮出血或痔核脱垂以及脑血管病的发生。

(2)少食辛辣、精细食物,多食粗纤维食物。

(3)勤换内裤、勤洗浴。不但保持了肛门清洁,避免恶露刺激,还能促进该部的血液循环,消除水肿,预防外痔。

(4)每日用 1∶5000 高锰酸钾溶液清洗外阴或坐浴,治疗痔疮效果尤佳。为了减轻肛门疼痛,还可以局部冷敷或热敷等。亦可涂痔疮油膏,或使用作用比较缓和的甘油栓通便。

通过采取以上措施,轻度的痔疮通常可以缓解,如果发生了比较严重的痔疮,则需要至肛肠科进一步治疗。

 19. 为什么产妇容易发生抑郁症

随着小宝宝的呱呱坠地,整个家庭都充满了喜悦与激动,但是新妈妈一时不能适应生活节奏的改变,心理上可能会产生一些消极情绪,严重者甚至会有产后抑郁症。

产后抑郁症,是新妈妈在分娩后由于生理和心理因素造成的抑郁症,症状有紧张、疑虑、内疚、恐惧等,极少数严重的会有绝望、离家出走、伤害孩子或自杀的想法和行动。产后抑郁症的发生率国外为 10%～30%,国内为 10%～17%。

为什么产妇容易发生抑郁症呢? 根据目前研究可能与以下因素有关:

(1)社会心理因素:其中包括产妇所处的社会环境、丈夫及家人的支持、夫妻关系是否和睦、婴儿性别及健康状况等。产妇性格内向、初为人母的不适应、身心疲惫、睡眠不佳等可以诱发产后抑郁症。

(2)内分泌因素:产妇在产后雌激素、孕酮与 HCG 水平的急剧下降是产后抑郁症的原因之一。

(3)产科因素:分娩过程中的一些不利因素,如早产和剖宫产等可造成产妇身心损害,发生产褥期抑郁症的可能性增大。

(4)遗传因素:遗传因素是精神障碍的潜在因素。有精神病家族史,特别是有家族抑郁症病史的产妇,产后抑郁症发病率更高。

 20. 怎样预防产后抑郁症

 产后抑郁症的预防,需要医护人员、产妇家人以及产妇本人共

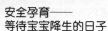
同参与和努力。

从医护人员的角度来讲,应该加强围生期保健,做好妊娠期、分娩期及产褥期的宣教工作,减轻或消除产妇产前及分娩时的紧张、恐惧心理。在分娩过程中,医护人员应充满耐心和爱心,提高产妇的自信心。对于有不良分娩史、死胎、畸形胎儿的产妇,应向其讲明原因,给予她们更多的关怀,鼓励她们增强信心。对于有精神疾患家族史或已有抑郁症状的产妇,应行个别指导,解决具体问题,减少其忧虑。

从产妇的角度来讲,在做新妈妈之前,需要付出时间和耐心,接受妊娠、分娩、哺乳和育婴知识的培训,减轻对妊娠、分娩和养育婴儿的紧张恐惧心理,尽早了解学习育婴技能,避免婴儿到来时手足无措、紧张慌乱。保持良好的健康习惯,适度锻炼身体。保持营养丰富的饮食,多吃谷物、蔬菜和水果。注意和他人分享自己的感受,多与你的配偶在一起,告诉他你的感受;找一个信任的朋友,和她倾诉一下你的感受;和别的新妈妈聊聊天,相互沟通。这样可以缓解你的情绪,也可以学习到新的应对方法和经验。

从家人的角度来讲,由于缺乏来自他人的支持是产后抑郁症发生的非常重要的因素,家人应学习如何照顾产妇及婴儿的知识,愿意承担家务和分担照料婴儿的事物,为产妇创造安静、闲适、健康的休养环境和氛围,多给予产妇理解、关心和支持,外来的支持可以将负性应激的影响降到最低;注意观察产妇的情绪,多沟通,如发现有产后抑郁的一些表现,要分担产妇的忧郁和担心,及时劝解、疏导或咨询专业机构;一旦确诊,尽早干预,避免病情加重,避免不良后果的发生。

 21. 产后抑郁症有先兆吗

 产后抑郁症是有先兆的。

首先,孕期情绪状态不稳定、产前焦虑的产妇,产后容易发生产后抑郁症,因此在孕期及分娩过程中,要对这类产妇给予更多的关注与关怀,以防产后抑郁症的发生。

其次,要重视表现出产后忧郁的产妇。产后忧郁以哭泣、忧愁、不安和抑郁情绪、易激惹、焦虑失眠为特征,通常发生在产后 2～7 天,症状较轻;产后抑郁症则程度较重,多在产后 2 周发病,4～6 周症状明显。产后忧郁虽然是自限性疾病,但它却是发生产后抑郁症的危险因素,在产后的一段时间内仍对产妇有影响,对于这类产妇,要及时予以心理疏导,给予良好的家庭和社会支持,使产后抑郁的发生率降低到最低水平。

 22. 家人怎样观察产妇的情绪

 产妇在分娩后,由于社会心理因素、内分泌因素等影响,往往情绪波动比较大,家人在照顾产妇,分担照顾婴儿的责任的同时,应注意观察产妇的情绪变化,以预防产后抑郁症的发生。

首先,应了解产后抑郁症的易发时间,产后抑郁症多在产后 2 周开始发病,至产后 4～6 周症状逐渐明显。从这一点上,要注意与产后忧郁区别。产后忧郁,多在分娩的 2～7 天发生,症状较轻,主要表现为情绪不稳、沮丧爱哭、担心多虑、委屈、内疚、失眠、食欲下降、易发怒、注意力不集中,产后 10～14 天内可多可自行缓解。当发生产后忧郁时,家人应对产妇的情绪多加关注,必要时可寻求医护人员的帮助,以避免加重,或成为产后抑郁症。

其次,要了解产后抑郁症的主要表现。烦躁、易怒、疲倦、感情淡漠、心情压抑、悲观厌世,对周围事物反应迟钝、注意力不易集中、食欲及性欲降低,有犯罪感,甚至有伤害自己婴儿的行为,当产妇出现以上行为时,要警惕是否发生了产后抑郁症,及时就医。

宝宝你原来是这样的

（宝宝B超照片粘贴处）

宝宝的第二张照片

（宝宝B超照片粘贴处）

宝宝的第三张照片

（宝宝B超照片粘贴处）

宝宝的第四张照片

（宝宝B超照片粘贴处）

宝宝的第五张照片

（宝宝B超照片粘贴处）